Doreen Pappritz

Rundweg im Herbst des Lebens

Kleine Geschichten über Menschen mit Demenz

Doreen Pappritz

Vor mehr als vier Jahrzehnten in der Westlausitz geboren, lebt die Autorin mittlerweile in Baden-Württemberg. Unweit des Neckars findet sie 2008 die Liebe und wieder eine berufliche Zukunft.
Mit 42 Jahren startet sie neu durch, indem sie der Stadt Dresden den Rücken kehrt und sich stattdessen am Virus Altenpflege infiziert. Sie lässt sich ganz auf die alten Menschen ein und legt sogar das Examen als Altenpflegerin ab. Dabei bestürmen sie Eindrücke, die sie nun gern mit anderen teilen möchte.

Doreen Pappritz

Rundweg im Herbst des Lebens

Kleine Geschichten über Menschen mit Demenz

Für Tamara

Pappritz, Doreen:
Rundweg im Herbst des Lebens – Kurzgeschichten über Menschen mit Demenz

© Doreen Pappritz, Ilsfeld, Germany
Cover: Doreen Pappritz
Foto: Doreen Pappritz
Lektorat: Raimund Pousset
Printed in Germany by Amazon Distribution GmbH, Leipzig
Verlag: Doreen Pappritz, Ilsfeld, Germany
ISBN: 978-1490942667

Vorwort

Wo soll ich hin? Wie soll ich das bezahlen? Wann werde ich abgeholt? Diese Fragen bestimmen den Alltag eines Demenzkranken. Sie sind immer wiederkehrend, vor allem, wenn sie sich allein fühlen. Die Arbeit mit ihnen ist anstrengend, körperlich und psychisch. Dennoch gibt es auch Lichtblicke, die motivieren und versöhnlich stimmen. Für Interessierte habe ich einige dieser Lichtblicke eingefangen und ein unterhaltsames Lesebuch daraus gestaltet.

Mit zweiundvierzig Jahren entschloss ich mich, die dreijährige Berufsausbildung zur Altenpflegerin mit Examen zu machen. Während dieser Ausbildung begegnete ich zum ersten Mal richtig hautnah Menschen mit Demenz. Bis dahin war mir nicht bewusst, welche Tragweite diese Erkrankung hat. Nicht nur für den Betroffenen selbst, sondern auch für sein Umfeld und unsere Gesellschaft.

Angehörige suchten den Weg zu uns ins Pflegeheim, weil sie am Ende ihrer Kraft waren, weil Vater oder Mutter 24 Stunden Aufmerksamkeit benötigten, weil der Haussegen schief hing oder weil sie einfach keinen Rat mehr wussten. Bis zu dem Schritt, zu uns zu kommen, hatten es sich die meisten von ihnen schwer gemacht. „Man kann doch seine Eltern nicht einfach ins Heim geben. Das haben sie sich doch nicht verdient."

Diskussionen in der Familie, weit auseinander liegende Meinungen und antiquierte Ansichten machten die Entscheidung oft schwer. Unter Tränen wurden die Erkrankten bei uns vorgestellt. „Er ist ja eigentlich ganz lieb, aber dass er so oft wegläuft und wir Angst haben, es könnte etwas passieren…" Meistens war auch schon etwas passiert. Opa hat das ganze Geld im Dorf verschenkt, jedem Nachbarn ein paar Scheinchen und die Kleider und die Möbel. Oder er war an einem Tag zwanzig Mal beim Friseur zum Haareschneiden. Einmal musste die Feuerwehr kommen, weil die Socken auf der heißen Herdplatte verschmorten und so weiter und so fort.

Dann wohnen Opa oder Oma bei uns erst einmal auf Probe und die Angehörigen nehmen sich eine vierwöchige Bedenkzeit. Währenddessen rufen sie täglich an und erkundigen sich besorgt nach den Lieben. Manche kommen auch täglich zu Besuch, um sicher zu gehen, dass es an nichts fehlt. Bald ist dies jedoch keine Frage mehr. Dann ist der Daueraufenthalt bei uns perfekt.

Die demenziell veränderten Menschen können bei uns so viel umher laufen, wie das Herz begehrt. Spezielle Rundwege sorgen dafür, dass der Bewohner seinem Bedarf nach Bewegung nachgehen kann. Es gibt gefahrenarme Betätigungsfelder im Garten, im Küchenbereich, mit Haustieren und im Heimwerkerbereich.

Rund um die Uhr stehen Pflegekräfte hilfreich zur Seite und helfen bei der Orientierung im Alltag. Alles ideale Voraussetzungen für ein würdevolles Leben.

Nur eines bleibt: das ungute Gefühl. „Habe ich richtig gehandelt, als ich meine Eltern ins Heim gab?" Auch für diese Angehörigen habe ich meine Geschichten geschrieben. Sie sollen helfen zu erkennen, dass die umfassende Betreuung im Heim einem an Demenz erkrankten Menschen eine wirkliche Chance an Lebensqualität bietet. Außerdem wird es Angehörigen durch den Heimaufenthalt der Patienten möglich, so viel Abstand zu gewinnen, dass sie bis zu deren Lebensende eine wohltuende und selbstbestimmte Portion Kontakt genießen können.

Doreen Pappritz

Inhalt

Alle Jahre wieder

Von Duisburg nach Mallorca 1961 mit einer Propellermaschine. Eine vierstellige Summe musste der Fluggast dafür hinblättern. Der Bedarf an solchen Tickets explodierte in den Sechzigern. Zu den ersten begeisterten Urlauberinnen zählte in dieser Zeit auch die Künstlergattin Waltraud Raab aus einem fünfhundert Einwohner zählenden schwäbischen Weinbauerndorf.

Waltraud Raab reiste gern allein, nach dem Tod ihres Mannes erfüllte sie sich damit ihr Leben. Fast auf die andere Seite der Welt - und wieder zurück. Ihre Kinder sahen sie oft nur noch Koffer packen. Sie hatten keine Ahnung, wie es in ihrer Mutter aussah. Gespräche führten sie beim Sonntagskaffee, kurz und oberflächlich. Auf die Fragen, wie es denn mal werden sollte, wenn sie alt sei, wollte sie nicht recht antworten.

Die Kinder waren längst versorgt, hatten ihr eigenes Auskommen. Keiner von ihnen ahnte, selbst Frau Raab nicht, dass diese bald keine Reise mehr antreten konnte, weil sie nicht mehr in der Lage war, überhaupt eine Reisebuchung ohne Komplikationen durchzuführen.

Schon beim letzten Mal war die Dame im Reisebüro an die Grenzen ihrer Belastbarkeit gekommen. Frau Raab hatte die übliche Beratungszeit enorm überschritten und selbst danach mehrmals angerufen und nachgefragt, bis irgendwann keiner mehr gern ans Telefon ging.

Gegen 6.30 Uhr laufe ich los durch den langen Gang. Rechts steht Gerümpel rum. In der Pflegefachsprache zählt der Kram unter „Milieuecke". Werkzeug, Nähzeug und andere im Pflegeheim nicht wirklich gebrauchte Dinge. Ganz hinten winkt ein Bushaltestellenschild über einer Gartenbank. Daneben hängen alte Fahrpläne. So sieht es also mal aus, wenn ich dement werde, denke ich mir manchmal. Wahrscheinlich ist mir das dann ziemlich wurscht, was um mich rum steht. Bestimmt will ich dann auch immer nur nach Hause zu meiner Mutter, wie die meisten anderen hier.

Meine erste Patientin ist Frau Raab. Sie ist eine von sechs Frauen die ich am heutigen Morgen versorgen muss. Bewusst gehe ich zuerst in ihr Zimmer. Sie kostet viel Kraft, psychisch gesehen. Zu Beginn der Schicht bin ich noch fit genug. Vorm Eintritt in das Doppelzimmer klopfe ich kurz. Ich öffne sacht die Tür. Alles ist soweit still, gespenstisch still und stockfinster. Mein „Guten Morgen" wird aber sofort quittiert. Frau Raab ächzt wie aus der Pistole geschossen ihr erstes „ja". Dabei bleibt es nicht. Sie wird ab sofort ohne Unterlass „ja" krächzen, bis zum Zubettgehen am Abend.

Im vorderen Bett des großen Zimmers liegt Frau Helmhoy. Sie schläft friedlich und wird auch nicht wach, als ich das sehr helle Deckenlicht einschalte. Gleich trete ich an Frau Raabs Bett und wiederhole meinen Gruß. „Guten Morgen, Frau Raab." Nach kurzer Pause setzt Frau Raab ihr Ächzen ab und antwortet ebenfalls mit: „Guten Morgen". Schon sitzt sie aufrecht im Bett. Trotz ihres Alters, sie ist Mitte achtzig, schnellt sie hoch wie ein Pfeil. „Zeit zum Aufstehen. Bald gibt es Frühstück. Ich helfe ihnen beim Waschen und Anziehen. Aber erst lasse ich mal den Sonnenschein ins Zimmer." Meine Worte werden begleitet vom immer wiederkehrenden bedeutungslosen „Ja".

Bei unseren dementen Bewohnern öffnen wir immer gleich die Fensterläden, um das Tageslicht herein zu lassen. Dies soll helfen, die Tageszeit richtig zu erkennen. Ich habe da so meine Zweifel. Vielleicht würde mir dies im Alter genauso wenig gefallen wie heute. Ich weiß genau, dass jeder durch die Gardine hineinschauen kann, wenn Licht eingeschaltet ist. Und ohne Licht geht es in diesen tiefen Zimmern um diese Tageszeit nicht. Wenn ich mir vorstelle, dass ich in meinem bisherigen Leben morgens oft zeitig aufstehen musste und mich danach sehnte, mal ausschlafen zu können, dann haben meine Patienten mein vollstes Mitgefühl. Noch vor sieben Uhr müssen die ersten Bewohner raus aus dem Bett.

Frau Raab muss zunächst von mir befreit werden. Sie kann nicht selbständig aus dem Bett, da bei ihr zum Selbstschutz das Bettgitter hochgezogen wird. In regelmäßigen Abständen überzeugt sich ein Richter vor Ort über die Notwendigkeit dieser Maßnahme. Frau Raab ist noch relativ fit und könnte nachts umherirren und stürzen, besonders beim Toilettengang. Beim Hose hochziehen verliert manch ein Bewohner schnell mal das Gleichgewicht. Auch aus dem Bett fallen verwirrte Bewohner oft. Die Konsequenz sind nicht selten die gefürchteten Oberschenkelhalsbrüche. Der Nachtdienst geht dafür zwei bis drei Mal mit Frau Raab zur Toilette.

Frau Raab sitzt aufrecht im Bett und weiß nicht weiter. Den Vorgang zum Aufstehen kann sie nicht mehr umsetzen. Mit meinem linken Arm stütze ich ihren Rücken und mit dem rechten Arm drehe ich ihre Beine über die Bettkante. Mehrmals wiederholt die alte Dame nun ihr „Danke. Ich bin so froh, dass sie gekommen sind." Geduldig bereite ich sie auf jeden kleinen Handgriff vor. „Ich ziehe ihnen jetzt die Hausschuhe an." Die Hausschuhe stehen griffbereit. Doch vor dem Zugreifen schaue ich sie mir lieber noch einmal genauer an. Klebt womöglich noch irgendwo Marmelade oder gar etwas anderes? Alte Leute treten überall hin.

Mit Schuhen bewaffnet rutscht die putzmuntere Frau über die Bettkante. „Moment", sage ich schnell. "Sie brauchen noch ihr Taxi." Mit einem Handgriff drehe ich den Rollator vors Bett. „Bitte, fassen sie hier an!" Ich zeige auf die beiden Griffe. Ohne diesen Hinweis wüsste Frau Raab nicht, was sie damit soll. Nun kann ich ihr beim Aufstehen helfen. „Bei drei können sie aufstehen. Eins, zwei, drei." Bei drei schiebe ich ihren Rücken in die Höhe, bis sie sicher steht. Jetzt schwitze ich schon das erste Mal.

Mir kommen Dämpfe aus dem Bett entgegen. Die überdimensionale Slipeinlage, auch Inkontinenzmaterial genannt, zieht mit ihrem Gewicht die Unterhosen gen Erdboden. Das Nachthemd riecht entsprechend und das Bett auch. Ich habe also später noch die Aufgabe, das Bett frisch zu beziehen. Bei Frau Raab muss ich das fast jeden Morgen tun.

Mit ihrem ächzenden „Ja" läuft Frau Raab nun in Richtung Badezimmer. Die Nasszelle ist in das Bewohnerzimmer integriert. Leider ist das Bad sehr unpraktisch, weil es eng ist und eine Duschwanne mit Stolperfalle hat. Frau Raab hat einen kräftigen Körperbau, ohne übergewichtig zu erscheinen. Ihre Beine haben sich im Laufe der Jahre immer mehr zu „O" verformt. Das macht sie um einige Zentimeter kleiner. Der Kopf sitzt tief zwischen ihren Schultern. Die Füße schlurfen über den Boden. Im rosa Nachthemd sieht sie irgendwie putzig aus.

Im Badezimmer steuert Frau Raab sofort die Toilette an. Diesen Gang erledigt sie quasi vollautomatisch. Sie parkt ihren Rollator, erfasst die Haltestange neben dem Becken und wartet darauf, dass ihr jemand den Po befreit. Ich kenne meine Aufgabe. Es sind nonverbale Abläufe, die sich in die tägliche Morgentoilette eingeschliffen haben. Nachthemd hoch, Slip runder, Einlage rausziehen und im Mülleimer versenken. Gleich darauf erwartet die Bewohnerin, dass ich ihr einen leichten seitlichen Schups gebe. Sie braucht diesen Schwung, um sich auf die Toilettenbrille drehen zu können. Mit meinem linken Arm fange ich sie am Rücken ab. „Ja, ja, ja, ja…" Ich verdrehe innerlich die Augen. Warum sagt sie das immerzu?

Eine Kollegin hat sie mal danach gefragt. Sie antwortete, sie wisse es nicht. Bis zum Mittag wird Frau Raab schon ziemlich heiser sein. Ihre Stimmbänder haben sicherlich schon sehr gelitten.

Ich nehme nun die am Vorabend bereitgelegten Kleider aus dem verschlossenen Schrank und kontrolliere sie nochmals auf Vollständigkeit, Sauberkeit und etwaige Defekte wie fehlende Knöpfe. Aber die Kollegen arbeiten zuverlässig im Voraus. Nur manchmal geht in der Eile etwas durch. Wenn ich dann am Duschtag mit der Bewohnerin den Weg bis zum großen Bad zurückgelegt habe, ist es zu spät zum Zurücklaufen. Ich kann sie dann nicht alleine im Bad lassen. Womöglich würde sie auf dem feuchten Boden stürzen oder sich fürchten. Einmal pro Woche wird geduscht. Heute aber nicht.

Kaum sitzt die alte Dame auf dem Klo, ist auch schon ein Wasserfall zu hören. Manchmal kommt auch nichts. Dann helfe ich nach, indem ich den Wasserhahn am Waschbecken aufdrehe. Das Plätschern zeigt sofortige Wirkung. Nach dem Wasserlassen müsste die Bewohnerin nun vorm Waschbecken stehen und sich waschen. Frau Raab kann zwar noch stehen, aber in dieser Haltung kann ich sie nicht ankleiden. Ihre Füße stehen wie an den Fußboden angewachsen. Einen Strumpf anziehen wäre so unmöglich. „Heben sie mal den linken Fuß." Nichts würde geschehen. Frau Raab weiß nicht, was diese Aufforderung bedeutet. Mit dem Waschlappen in der Hand ist es genauso. Sie schaut hilflos umher und versucht das Ding wieder los zu werden.

Irgendwann weiß jeder Altenpfleger, was sein Schützling kann und was nicht. Frau Raab kann noch laufen. Das ist ein großer Gewinn. Ich müsste sie sonst in einen Rollstuhl bugsieren und dies nicht nur einmal pro Tag.

Jedenfalls lasse ich Frau Raab auf der Toilette sitzen, um sie zu waschen und anzukleiden. Das Waschbecken ist gleich nebenan. Nachthemd ausziehen und ab in die Wäsche. Rücken waschen, Gesicht und Oberkörper. Eincremen wo die Haut am meisten trocken ist. Und dann schnell BH, Unterhemd und Bluse drüber. Alte Leute frieren schnell.

Nun ist es an der Zeit auf die Knie zu fallen. Beine und Füße werden gewaschen und gecremt. Frische Unterhose, Slipeinlage, Socken und Hose schiebe ich über die Füße. Schuhe noch und dann aufstehen. Jetzt muss es schnell gehen. Solange sich Frau Raab am Waschbecken halten kann, muss ich die Zeit nutzen, um den Intimbereich zu waschen. Frau Raab weiß nicht, was ich da treibe, obwohl ich ihr das ebenfalls genau erklärt habe. „Ich wasche sie noch untenrum." Was soll man anders sagen? Intimbereich ist in dem Alter ein Fremdwort.

Während ich mich so abmühe und mit meinen behandschuhten Händen den Waschlappen schwinge, setzt sich Frau Raab in Bewegung. Sie will zur Tür hinaus. „Halt! Hier festhalten! Ich bin noch nicht fertig." Ich führe ihre rechte Hand zum Waschbecken. Vergeblich. Mit runtergelassener Hose steuert Frau Raab in Richtung Ausgang. Sie hat ihren Lieblingswiederholer auf der Zunge. „Alle Jahre wieder. Alle Jahre wieder. Alle Jahre wieder." Ich weiß genau, was sie damit meint. Es ist das Weihnachtslied, das uns das Erscheinen des Christuskindes ankündigt. Doch wir haben Sommer und mir läuft der Schweiß von der Stirn.

Grad so kann ich der flüchtenden Dame die Hosen hinauf zerren und sie zum Waschbecken zurück führen. Das Zähneputzen fehlt und die Haare haben noch keinen Kamm gesehen. „Frau Raab, ich helfe ihnen jetzt beim Zähneputzen." Demonstrativ zeige ich ihr den Becher samt Zahnbürste. „Ich habe keine Zähne mehr. Anscheinend sind die beim Zahnarzt." Auch diese Sätze höre ich jeden Morgen. Sie hat natürlich Recht. Ihre Zähne sind nicht im Mund, sondern im Becher. Geputzt werden muss dennoch. Nicht selten kommen noch Reste des Abendessens zum Vorschein. Ich putze ihr Zahnfleisch mit weicher Zahnbürste und Kinderzahncreme. „Frau Raab, bitte spülen sie jetzt ihren Mund aus." Ich halte ihr den Becher an den Mund. Sie trinkt, spült und dann setzt der Schluckreflex ein. Nur selten kommt das Wasser wieder aus dem Mund.

Die Zahnprothese muss im supersauberen Zustand in den Mund. Mir würde sonst selbst schlecht werden. „So, nun sind sie wieder komplett. Jetzt können sie auch ihr Brötchen beißen." Frau Raab schaut im Spiegel nach den Zähnen. „Ja, ja, ja. Alle Jahre wieder."

Fertig. Ich jongliere den Rollator vor die Bewohnerin und lenke sie in Richtung Speisesaal. Von weitem hören uns die Kollegen. „Ach, die Frau Raab ist aufgestanden." „Ja, ja", denke ich. Ich bin ebenfalls schon vom ja, ja, ja infiziert.

Kaum ist die Bewohnerin abgeliefert, muss ich zurück. Die Kleider, Handtücher und das Bett. Alles muss aufgeräumt werden. Zum Schluss noch Müll entsorgen und den Teddy aufs Kopfkissen setzen. Nummer eins ist fertig. Siebzehn Minuten sind rum. Die Nächste bitte! Noch fünf Leute bis zum Gong um dreiviertel neun. Gleich ist es sieben.

Wie verkaufe ich einen Mund?

In den fünfziger Jahren hat die deutsche Industrie ausreichend Luft geholt. Internationale Geschäfte kommen wieder ins Rollen. Und so kommt es auch, dass der Ingenieur Egon Verl mit seiner Familie nach Kanada geht, um dort eine deutsche Niederlassung für Landmaschinen aufzubauen. Egon und Elvira Verl haben einen kleinen Sohn. Er ist wenige Monate alt. Das bedeutet für Elvira, dass sie in Kanada hauptsächlich für die Erziehung des Kindes zuständig sein wird. Ihren eigenen Beruf wird sie in nächster Zeit nicht ausüben können.

Elvira hat eine kaufmännische Ausbildung. Der Vater bestand drauf. Er hatte für sein einziges Kind ehrgeizige Pläne. Klavierunterricht durfte sie nehmen und nebenbei musizieren. Dabei lernte sie auch den Gitarristen Egon kennen. Lange Zeit tourte das Pärchen dann musizierend durch die Lande. Seemannslieder und Country-Songs gehörten hauptsächlich zu ihrem Repertoire.

Elvira verbrachte mit ihrem Mann sechs Jahre in Kanada. Englisch zu sprechen lernte sie ganz schnell. Die Familie fühlte sich in den riesigen Wäldern wohl, betrieb sogar eine kleine Farm mit vielen Tieren. Als es für den Sohn Zeit zur Schule wurde, war die Rückkehr nach Deutschland angesagt.

Elvira war in Deutschland plötzlich allein. Ihr Vater, an dem sie sehr hing, war mittlerweile verstorben. Egon pendelte zwischen Kanada und Deutschland und der Sohn wuchs in Windeseile aus den Kinderschuhen. Elvira sehnte sich die Zeit nach Egons Pensionierung herbei. Sie wollten dann gemeinsam reisen und wieder Musik machen. Wie so oft im Leben wurde daraus nichts. Egon verstarb noch vor seinem sechzigsten Lebensjahr.

Spätdienst. Bei Dienstantritt ist es meist ruhig. Alle Bewohner sitzen wie die Hühner auf der Stange in ihren Ruhesesseln im Wohnzimmer. Nach dem Mittagessen sind die meisten fix und fertig. Dann herrscht absolute Stille. Nur Elvira düst wie üblich im Garten umher. Ihr Bedarf an Spaziergängen kann scheinbar nie gestillt werden. Die Tür zum Garten ist immer offen, es sei denn, es regnete mal junge Hunde oder bei Glatteis.

Meine Station wird fast ausschließlich von Patienten mit Demenz bewohnt. Sie haben ein enormes Bedürfnis zu laufen. Da können im Schnitt schon mal dreißig Kilometer pro Tag zusammen kommen. Elvira hat nicht zuletzt deshalb eine sportliche Figur. Ihre Kleidung verrät, dass sie viele Jahre in Amerika zugebracht hat. Sie trägt meist Hosen und eine sportliche Bluse dazu. Ihr Haar ist burschikos kurz geschnitten.

Elvira lächelt mich an, als ich zum Gartentor eintrete. „Ach, Sie." Mehr sagt sie nicht. Ihr Gesichtsausdruck verrät, dass sie mein Gesicht kennt, aber nicht einordnen kann. Mit meinem Lächeln helfe ich ihr über diese Klippe hinweg. Das ist ihr Signal: Aha, diese Person gehört zum Umfeld. Sie ist mir wohl gesonnen.

Am Nachmittag gibt's wie jeden Tag Kaffee und frisch gebackenen Kuchen. Es ist kaum jemand unter den Bewohnern, die sich das entgehen lassen. Der Herdentrieb siegt fast immer. Alle gehen zum Essen, also muss ich auch mit. Jeder achtet peinlich genau darauf, dass niemand mehr bekommt. Alles muss möglichst gleich aussehen, in der Farbe und auch in der Größe. Und dass alles seinen geregelten Gang geht, dafür sorgen die Pflegekräfte.

Hilde will ihren Kuchen manchmal nicht essen. Stattdessen verlangt sie nach Papier. Sie möchte ihren Kindern etwas mit nach Hause nehmen. Die müssten hungern. Ich verrate ihr dann, dass noch Kuchen übrig sei. Sie könne also beruhigt essen. Nachher wäre noch welcher da zum Einpacken. Dann isst sie und vergisst ihre hungrigen Mäuler zuhause.

Erna kennt kein Pardon. Sobald etwas Essbares in greifbare Nähe kommt, wird gegessen. Wenn ihre Tischnachbarn nicht schnell genug sind, dann ist deren Teller in Sekundenschnelle leer. Zum Glück gibt es immer Kuchen in Ersatz. Erna isst selig, vor allem Schokoladenkuchen. Kein Krümelchen bleibt übrig. „Na, schmeckt es ihnen?" Auf diese Frage grinst sie mit verschmiertem Mund zurück. Keiner kann ihr böse sein. Das Essen ist nun mal ihre Lieblingsbeschäftigung, ihr ganzer Tagesinhalt. Zum Glück hat sie kein Übergewicht.

Elvira kommt nur zögerlich zum Essen. Sie läuft viel lieber im Garten umher. Wenn sie dann doch am Tisch sitzt, isst sie mit Genuss. Das Besteck erhält sie nur obligatorisch. Sie kann es nicht gebrauchen. Viel lieber nimmt sie alles Essen in die Hand. Mittags fischt sie die festen Bestandteile aus der Suppe und trinkt den Rest. Kuchen mit Creme wird notfalls vom Finger geschleckt.

Heute ist wieder so ein Tag, an dem man Elvira nicht zum Sitzen bewegen kann. Sie steht mitten im Raum und erklärt, dass sie an diesem Tag noch weit weg will. Sie habe keine Zeit zum Essen. „Oh, da haben sie sich ja viel vorgenommen bei der Hitze." Die Sonne scheint erbarmungslos. Besser wäre es, wenn Elvira drin bleiben würde. Sie macht eine abwehrende Armbewegung und erklärt mir ihr Vorhaben. „Ich will heute meinen Mund verkaufen." Dabei schaut sie ganz geheimnisvoll. Ich frage nach. „Meinen sie ihren Hund?" Ihre Antwort fällt energisch aus. „Nein. Ich meine meinen Mund. Ich weiß schon wovon ich spreche." Um ihr zu signalisieren, dass ich sie ernst nehme, mache ich ein erstauntes Gesicht: „Ah. Und wie groß ist ihr Mund?" Mit ihren Händen zeigt sie mir die Größe eines Dreipfundbrotes. „Das ist aber nur einer davon." Leise flüstert sie mir ins Ohr: „Im Keller habe ich mindestens noch zwei oder drei davon." Verwundert schaue ich sie an. „Meinen sie, dass sie dafür noch viel Geld bekommen?" Eifrig nickt Elvira. „Ja, ja. Sie sind ja noch gut erhalten und kaum gebraucht." Ich bin ratlos. Mir bleibt nur noch Elvira viel Glück zu wünschen. Sie freut sich und verabschiedet sich in den Garten. Sie wolle noch schnell am Friedhof vorbei. „Bis später." Ich gehe weiter meiner Arbeit nach.

Beim Gießen der Rabatten entdecke ich Elvira an einem Blumenbeet. Sie schaut andächtig auf die Blüten. „Ach, da sind sie ja." Ich trete zu ihr heran. Elvira schaut nicht auf. Sie hat ihre Hände zum Gebet verschränkt und spricht von ihrem verstorbenen Mann. „Da liegt er nun und kommt niemals wieder. Das ist tragisch."

Leise ziehe ich mich vom imaginären Friedhof zurück. In manchen Situationen muss ein Mensch auch mal allein sein dürfen.

Frau im Spiegel

Charlotte Siebend hatte, von außen betrachtet, kein aufregendes Leben. Sie mag das anders empfunden haben. Auf ihre Arbeitsstelle bei einem bekannten Schuh-Hersteller ist sie jedenfalls sehr stolz. Wie es von den Eltern erwartet wird, heiratet sie auch. Die beiden Töchter sind ihrem Vater sehr ähnlich. Da Charlotte eher eine Frau fürs Grobe ist, fallen ihr zärtliche Gefühle manchmal schwer. Die Töchter hängen sich an ihren Vater. Der aber macht sich eines Tages aus dem Staub, will von der Weiberwirtschaft nichts mehr wissen.

Charlotte ist nicht böse darüber, dass ihr Mann sich eine Jüngere sucht. Sie genießt das Leben nach ihrem Geschmack. Arbeiten bis zum Umfallen und jeden Pfennig auf die hohe Kante legen, zur Entspannung singen im Chor. Der Chor ist ihr wirklich wichtig. Er ist ihre Familie. Bald sind die Töchter, wie es so schön heißt, gut versorgt. Der Kontakt bleibt zwar erhalten, aber selten. Dass Charlotte an allem und jedem sparen muss, können die Kinder nicht verstehen. Immer nur einfache Hosen und Pullover. „Lasst mich doch. Mir gefällt's."

Schichtantritt am Nachmittag. Bis drei Uhr sollten alle Mittagsschläfer im Speisesaal sitzen. Ich schalte schnell noch mal den Wasserkocher ein und laufe los, um Hanna Bernauer aus dem Bett zu holen. Sie sitzt schon und wackelt mit dem Kopf. Als sie mich erblickt, fängt sie an zu lächeln, sodass das ganze Zimmer strahlt. Ihre Haare fleddern wild um den Kopf. Schnell bin ich mit dem Kamm durchgefahren. Kaum habe ich ihn beiseite gelegt, saust die Neunzigjährige schon los. Sie weiß genau Bescheid. Jetzt gibt es Kuchen.

Ich ziehe noch das Bett glatt und laufe ins nächste Zimmer. Mein Blick fällt dabei den Gang hintunter. Aha, Frau Siebend hat Besuch. Ihre Tochter hat sie frisch angezogen und in den Rollstuhl gesetzt. Eigentlich kann Frau Siebend sehr gut laufen, aber wenn die Tochter da ist, darf sie sich manchmal kutschieren lassen. Dann geht es hinaus oder in die Cafeteria. Gut denke ich, eine weniger zu holen. Weiter im Konzept. Noch drei Leute, dann schnell in den Speisesaal. Wenn meine Kollegin allein vorn ist, dann dauert es zu lange, bis jeder zu seinem Kuchen kommt.

Der Tag läuft gut. Es ist Freitag. Da kommen Angehörige schnell noch um einen Besuch abzustatten, damit das dann vorm Wochenende schon mal erledigt ist. Solange Besuch da ist, sind meine Leute ruhig. Es ist interessant, auch wenn man selbst keinen Besuch hat. Mit Beobachten vergeht die Zeit schnell. Bis zum Abendessen sind es sowieso nur drei Stunden.

Um achtzehn Uhr sitzt Frau Siebend plötzlich wieder im Speisesaal. Von der Tochter keine Spur mehr. So ist das oft. Einige Verwandte schleichen sich rein und dann wieder raus. Bloß nicht mit dem Personal reden müssen, da könnte ja mal was Ernsthaftes dabei raus kommen. „Ihre Mutter benötigt neues Duschgel und die Unterwäsche muss dringend aufgefüllt werden." Schon wieder eine Anschaffung für die Mutter, mögen manche denken. Doch die meisten dieser Leute haben eine beachtliche Karosse, um beim Pflegeheim vorzufahren. Frisch frisiert und im feinsten Zwirn kommen sie an, um der „Mama" die neuen Schlüpfer vom Discounter zu bringen.

Von den Bewohnern im Pflegeheim sind selten welche richtig arm. Zumindest in den Heimen, in denen ich arbeitete, war das so. Woran das liegen könnte? Die Antwort ist plausibel. Wer kein Geld hat, wird zuhause gepflegt oder bleibt sich selbst überlassen, so einfach ist das. Die Biografien unserer Kunden sind interessant und offenbaren zum Teil eisernes Sparen und Durchhalten für irgendein imaginäres Ziel im Alter. Vielleicht reisen, bequem wohnen oder einfach nur leben?

Und am Ende landen sie dann doch bei uns. Ohne ihr Erspartes. Das verwalten dann die lieben Verwandten.

Frau Siebend hatte ein einfaches Leben. Ihre schönsten Erinnerungen sind mit ihrer Demenz leider Schritt für Schritt untergegangen. Geblieben ist aber ein riesiges Repertoire an Liedern aus ihrer Zeit als Chormitglied. Egal welches Lied, sobald eine Zeile angesungen wird, kann Frau Siebend alle Strophen bis zum Schluss und ohne Pause. Eine lebende Jukebox. Ich singe gern mit ihr. Sie trällert so beschwingt, als wäre jeder Tag der schönste in ihrem Leben. Das stimmt selbst mich in aller Alltagsrennerei fröhlich.

Und nun sitzt diese Frau beim Abendessen, als wäre den ganzen Tag nichts weiter passiert. Im Radio läuft Musik aus den Sechzigern und Siebzigern. Nach den ersten Tönen trällert Frau Siebend los. „Siebzehn Jahr, blondes Haar, so stand sie vor mir..." Und so geht das unaufhörlich. Gleich darauf geht's weiter. „Ganz in Weiß, so stehst du neben mir..." Frau Siebend isst und singt. Sie scheint weit weg zu sein, in irgendeinem Land der Noten und des Sattwerdens. Genüsslich leckt sie sich die Krümel vom Finger.

Frau Siebends Teller ist leer. Der Gesang ist zu Ende. Alle anderen Bewohner essen noch. Klar, mit Messer und Gabel dauert das auch etwas länger. Diese Geräte verwendet die singende Bewohnerin schon lange nicht mehr. Essen aus, ich geh nach Haus. So funktioniert das bei ihr. Aufstehen und den Ausgang suchen. „Wo soll's denn hingehen?" Schulterzucken. „Heim." Ich schnappe mir einen frischen Waschlappen. Dieses Signal kennt sie. Sie reicht mir ihre Hände und ich darf sie waschen. Manchmal lasse ich sie das selbst übernehmen. Aber das dauert lange, im Ernstfall stundenlang.

„Ich begleite sie in ihr Zimmer, wenn sie möchten." Mein Angebot trifft auf offene Ohren. „Wo soll das sein?" Ich deute den langen Gang entlang. „Aha. Also." Ich habe gerade noch

Gelegenheit, ihr den Rollator in die Hand zu drücken. Wenn Frau Siebend einmal läuft, dann hat man seine Mühe entweder hinterher zu kommen oder schnell genug aus dem Weg zu springen. Ich finde Anschluss und laufe neben ihr den Flur entlang. „Sie hatten heute Besuch." Die achtzigjährige Frau läuft unbeirrt weiter. „Ja, meine Mutter war da." Das Gespräch droht zu scheitern. „Das ist ja schön, wenn zu ihnen mal so lieber Besuch kommt."

Ich versuche sie nicht zu verbessern, sage nicht, dass es ihre Tochter war und ihre Mutter schon längst tot ist. Frau Siebend ist durch ihre Demenz manchmal in einer anderen Zeit. Dann spricht sie gern von Vater und Mutter, so als ob sie eben noch da gewesen wären. Dann hat sie ihr eigenes Leben als Mutter noch gar nicht erreicht. Auch heute erzählt sie. „Schöne Sachen hat sie mir mitgebracht. Ach Gott, hat die sich eine Mühe gemacht." Sie meint damit die neuen T-Shirts und das Shampoo welches die Tochter heute brachte.

Im Badezimmer angelangt begrüßt Frau Siebend die Andere im Spiegel. Sich selbst erkennt sie in dem Bild schon seit Monaten nicht mehr. „Ach, sind Sie auch wieder da. Das ist aber schön. Man sieht sich immer wieder mal."

Einmal, als die singende Frau auf der Toilette saß, fragte ich sie, ob es ihr gar nichts ausmachte, dass nebenan auch eine Frau sitzen würde und deutete auf den Spiegel. Frau Siebend winkte freundlich ab. „Ach wo, wir kennen uns doch schon so lange. Das macht mir nix." Okay, ich war beruhigt.

Noch die Zähne putzen, Füße waschen und ins Nachthemd. Den Weg zum Bett findet die immer gut Gelaunte von allein. Ich decke sie zu und wünsche ihr eine gute Nacht. „Komm, leg dich auch hin. Da ist noch Platz." Lachend lehne ich ab. Eine halbe Station wartet noch drauf, dass ich sie zu Bett bringe.

Missgeschick

Für die einzige Tochter haben die meisten Eltern besondere Wünsche an die Zukunft. Wer weiß, was sich die Eltern von Gerda Hänlein gedacht haben, als ihnen ihre Tochter erklärte, dass sie in eine unbekannte christliche Gemeinschaft eingetreten war. Schon als kleines Mädchen brauchte Gerda besonders viel Zuwendung. Sie hörte sehr schlecht und war dünn und blass. Wie sollte das Kind denn allein in der großen weiten Welt zurrecht kommen?

Gerda war aber nicht mehr klein, als sie fort ging. Längst hatte sie das sogenannte heiratsfähige Alter erreicht. Ans Heiraten wollte sie aber nicht denken. Vielleicht lag das daran, dass Vater und Mutter die Tochter immer nur als Kind behandelten. „Du hast ja noch so viel Zeit, Kind." Irgendwie war Gerda auch ein verträumtes Mädchen. Sie lächelte stets vor sich hin und war fröhlich. Das war fast unheimlich.

Für ihre Arbeitsstelle war ihr Naturell besonders förderlich. Sie saß im Pfarramt und verwaltete. Dieser Job war ein richtiger Kummerkasten. Witwen kamen, um Grabangelegenheiten zu regeln. Mütter kamen, um die zigste Taufe zu bestellen und Konfirmanden verhandelten wegen Fehlstunden. Gerda blickte durch ihre große Brille über den Schreibtisch und lächelte. „Ja, sagen sie bloß, das ist ja ganz furchtbar. Dann wollen wir einmal schauen was ich für Sie tun kann."

Bei diesen kirchlichen Amtshandlungen lernte die junge Frau eines Tages ein paar Leute kennen, die davon erzählten, wie schön es in dieser Mission im Nachbarland sei, wo alle Menschen gleich sind und jeder den anderen lieb habe. Ob sie nicht mal mitkommen wolle? Dieser Gedanke war äußerst reizvoll für Gerda Hänlein. Sie sagte einfach ja und lächelte.

Heute Morgen lief alles wie am Schnürchen. Die Kollegen kennen ihre Aufgaben genau und jeder Handgriff sitzt. Innerhalb von zweieinhalb Stunden holt ein Team von drei Leuten zwanzig Personen aus dem Bett. Dazu gehört alles, was jeder Normalverbraucher morgens tut, um zur Arbeit zu kommen. Die Schwierigkeit bei unseren Kunden besteht allerdings darin, dass sie unterschiedliche psychische und körperliche Voraussetzungen haben. Ein Drittel aller Bewohner will nicht aufstehen. Leute eines anderen Drittels können es überhaupt nicht erwarten, bis sie endlich aufstehen dürfen. Das letzte Drittel erkennt nicht einmal, dass der Morgen gekommen ist.

„Hallo!" Frau Hänlein ruft. Sie sieht mich aus ihrem Bett heraus auf dem Gang laufen. Immer wieder ruft sie, glaubt vergessen worden zu sein. Wir laufen seit einer dreiviertel Stunde zur Hochform auf. Das eilige Drittel kommt zuerst dran. Da kann es schon mal vorkommen, dass wir drei Mal und mehr zu Frau Hänlein ans Bett gehen müssen, um ihr zu sagen, dass gleich jemand kommt.

Zwei Minuten später hat sie das aber wieder vergessen. Und dann geht ihre Panik wieder von vorn los. „Hallo! Hilfe!" Die Sache wäre einfach, wenn sie die Einzige wäre, die rufen würde. Das ist aber leider nicht der Fall. Wir sind flexibel - wer noch schläft, darf weiter schlafen. Wer raus möchte, kommt möglichst bald dran. Aber wir haben nur zwei Hände.

Frau Hänlein kann nicht selbst aufstehen. Sie hat aufgrund richterlicher Verfügung nachts ein sogenanntes Bettgitter. Die demente Bewohnerin war früher nachts oft auf die Idee gekommen, aufzustehen. Dabei stürzte sie immer wieder oder verirrte sich. Es musste eine Lösung gefunden werden. Nun kommt drei Mal der Nachtdienst, um nach dem Rechten zu schauen und mit ihr zur Toilette zu gehen. Griffbereit hängt auch eine Klingel. Doch mit dieser kann sie nichts anfangen.

Pünktlich acht Uhr sitzt Frau Hänlein dank unserer Hilfe am Frühstückstisch und hat alle Sorgen vergessen. Ihr langes Haar ist geflochten und sie trägt ihren Lieblingsrock. Das obligatorische Hörgerät blinkt hinter dem Ohr hervor. Obligatorisch nennen wir das, weil Frau Hänlein mit und ohne das Gerät gleich schwerhörig ist. Sie liest alles von unseren Lippen ab. Es ist wichtig, dass wir sie beim Sprechen anschauen. Aber es kommen die komischsten Missverständnisse dabei heraus.

Nach dem Frühstück kommt die Fußpflegerin ins Haus. Irgendwie haben wir nicht mitbekommen, dass Frau Hänlein die Podologin um Hilfe gebeten hat. Später erfahren wir, dass sie diese um Erlaubnis fragte, zur Toilette gehen zu dürfen. Klar, dass die Fußpflegerin dies nicht verweigerte. Wissen konnte sie allerdings nicht, dass es besser ist, wenn Frau Hänlein nicht selbständig die Toilette benutzt.

Die alte Dame hatte sich auch dieses Mal überschätzt. Die Entfernung zum Toilettenbecken war zu groß. Mit dem Rock um die Füße gewickelt, muss sie irgendwie da hin getippelt sein. Dabei hat sich der Blasendrang wohl als nicht mehr beherrschbar heraus gestellt. Der Fußboden schwamm. Die Kleider nass. Nächstes Problem, das Toilettenpapier. Wo ist das nur? Der vorherige Benutzer hatte es abgehangen und aufs Waschbecken gelegt. Wie kommt man da nur ran?

Während Frau Hänlein nun so nach dem Papier angelte, muss das Abführmittel seine spontane Wirkung gezeigt haben. Jedenfalls sah anschließend das Bad danach aus. Au weia. Doch unsere dementen Bewohnerinnen sind einfallsreich. Die verschmutzte Einlage flog in den Mülleimer und mit dem Handtuch trocknete sie den Po und dann den Boden. Oder umgekehrt? Und schon ist nichts mehr zu sehen, denkt sie. Doch. Ich sehe es.

Schon als mir Frau Hänlein entgegen kommt, spüre ich Unbehagen. Warum ist sie nicht im Wohnzimmer? Beim Näherkommen weht mir die Antwort entgegen. Oh, nein! - „Frau

Hänlein, ist alles in Ordnung bei ihnen?" Sie grinst mich an und nickt. „Wissen sie, ich war auf der Toilette. Das war zwar nicht leicht, ich bin ja nicht mehr ganz so fit, aber jetzt, denke ich, ist alles gut." Gedanklich schüttele ich den Kopf. Einmal komplett umziehen und waschen. Vom Bad ganz zu schweigen.

„Frau Hänlein, ich schlage vor, dass ich Ihnen frische Kleider anziehe. Ich fürchte, die sind nicht mehr ganz sauber." Fragend schaut sie mich an. Ich merke, dass sie sich jetzt ertappt fühlt. „Wenn Sie das meinen, dann haben sie sicher Recht."

Vorsichtig lotse ich sie in das andere Bad. Sie hält sich am Waschbecken fest, während ich ihr den Rock hinten hoch halte und an der Strumpfhose zupfe. „Ich helfe ihnen beim Ausziehen." Akustisch kann mich Frau Hänlein unmöglich verstanden haben. Ich stehe hinter ihr und ziehe den Schlüpfer nach unten. „Ach ja, bedienen sie sich nur. Sie kennen sich bei mir ja bestens aus." Das schlägt ein. Ich muss lachen. Es geht nicht anders.

Auf dem Toilettenbecken sitzend greift Frau Hänlein nach der Unterhose. „Och, die ist ja zum Glück noch völlig in Ordnung." Ich schüttle bedauernd mit dem Kopf. Ungläubig schaut sie mich an. „Nicht? Das ist aber schade." Ihre Augen werden immer trauriger.

Unglücklich sitzt die Frau vor mir auf dem Klo. „Bitte sagen sie nichts meiner Mutter. Ich bringe das schon wieder in Ordnung. Die Sachen trockne ich und dann ist alles wieder gut." Lächelnd schüttele ich den Kopf. „Nein, ich sage nichts. Aber die Kleider kommen erst mal in die Wäsche." Tröstend lege ich meine Hand auf ihre Schulter. „Jetzt hole ich frische Kleider und dann wird alles wieder gut."

Später setze ich Frau Hänlein zu den anderen Frauen ins Wohnzimmer. Sie strahlt nun wieder. Als sie sich in den Sessel plumpsen lässt, flüstert sie mir zu. „Es hat keiner etwas gemerkt, oder?" Ich lächle zurück. „Nein, keiner." Erleichtert lehnt sie sich zurück.

Meine Aufgabe ist noch nicht beendet. Das Bad muss in den Ursprungszustand zurück versetzt werden. Während ich den Boden schrubbe und die Sachen wegbringe, hoffe ich, dass dies heute die einzige Bewohnerin mit Toilettenunfall war. Aber nein, wenige Minuten später rieche ich das nächste unfreiwillige Missgeschick.

Mutterfreuden

In den darauffolgenden Tagen sehe ich Frau Hänlein wenig. Ich habe nämlich frei. Bei ihr werde ich genauso in Vergessenheit geraten, wie bei allen anderen dementen Bewohnern. Manchmal ist es aber überraschend, was sich die Demenzkranken über einen gewissen Zeitraum noch merken können. Doch die frischen Erinnerungen werden oft mit Szenen aus ganz früher Jugend oder gar aus der Kindheit vermischt. Bei Frau Hänlein sind, wie bei den meisten Leuten, die Eltern hängen geblieben. Aber auch die Glaubensschwester Maria, von der sie noch regelmäßig besucht wird, ist bei ihr gedanklich stets aktuell.

Nach meinen paar freien Tagen begegne ich Gerda Hänlein am Morgen wieder. Sie liegt mit offenen Augen im Bett und merkt mein Eintreten nicht. Erst als ich die Rollläden öffne, kommt sie in Bewegung. Ich trete ganz nah an ihr Bett heran und bewege meine Lippen möglichst ausdrucksstark, in der Hoffnung, dass sie mich versteht. „Guten Morgen." Ein Lachen geht über ihr ganzes Gesicht. Schon schlägt sie ihre Decke zurück. „Das ist aber schön, dass Du da bist."

Ich setze die Frau vorsichtig auf. Schnelles Aufstehen verursacht bei so alten Leuten oft einen enormen Schwindel. Doch Frau Hänlein ist schneller in den Hausschuhen, als ich denken kann. Sie reicht mir ihren Arm und richtet ihr Nachthemd. „Ja, wohin gehen wir denn nun?" Ich muss schmunzeln. Sie fragt das jeden Morgen und geduldig erkläre ich ihr alles der Reihe nach. Doch ihr schlechtes Gehör nimmt davon kaum etwas auf. Ich verstärke meine Worte deshalb mit einer Geste und zeige in Richtung Bad. „Ach ja, da gehen wir also hin." Als ich die Badezimmertür öffne, schaut sie erstaunt hinein. „So etwas Schönes gibt es hier also auch. Das ist ja wunderbar."

Langsam dirigiere ich sie zum Klo. Zum Glück weiß sie genau, was das bedeutet. „Ich glaube, ich muss jetzt gar nicht." Das sagt sie immer. Und dann stimmt das doch nicht. Sie setzt sich aber auf die Toilette. „Ich weiß schon, es ist besser, wenn ich trotzdem mal gehe." Nun sitzt sie da in ihrem Nachthemd und wundert mich an. „Ich helfe ihnen jetzt beim Waschen und Anziehen." Um Fragen zu vermeiden, zeige ich ihr die am Vorabend zurechtgelegten frischen Kleider. „Och, Du hast sogar schon alles fertig. Das ist ja großartig." Ich lasse also Wasser ins Waschbecken und ziehe ihr das Nachthemd aus. Allein würde sie sich darin hoffnungslos verfangen.

Sie kann sich ja sonst noch ganz gut selbst anziehen, aber manche Sachen dauern dann so lange, dass sie selbst verzweifelt. Eine Strumpfhose selbst anzuziehen, das geht gar nicht. Die Dinger sind so elend lang, dass sie sich zig Mal verdrehen und dann nicht hochzuziehen gehen.

Einmal war ich während der Morgentoilette hinaus gegangen, um weitere Handtücher zu holen. Da hatte Frau Hänlein in der Zwischenzeit den Ehrgeiz entwickelt, sich allein weiter anzuziehen. Ich musste mir das Lachen verkneifen als ich zurück kam. Sie hatte ihren überdimensionalen Schlüpfer über den Kopf gezogen, weil sie wohl meinte, das Unterhemd erwischt zu haben. Der Kopf steckte im Ausgang für ein Bein. „Schau mal, ich komme da gar nicht weiter. Ich glaube, das ist gar nicht mein Hemd."

Verständnisvoll lächelnd zog ich ihr das Ungetüm vom Kopf und hielt es ihr ausgebreitet hin. „Ach du meine Güte! Das ist ja kein Wunder, dass mir das so nicht passt. Ich hätte es anders rum anziehen müssen." Soweit zu diesem Thema. Ich hielt ihr nun besser das richtige Unterhemd hin, so dass sie nur noch reinschlüpfen musste. So ging das immer beim Anziehen. Aber wenn sie fertig angezogen war, dann freute sie sich unbändig.

An diesem Tag ging alles wunderbar glatt. Waschen, Anziehen, Zähneputzen. Und zum Schluss die langen Haare in Form bringen. Gerda Hänlein hatte langes, aber dünnes Haar und dieses war zusammengenommen und hinten hoch gesteckt. Sie trug die Frisur schon ihr ganzes Leben lang so. Und ich, die selber nur kurze Haare trug, hatte keinen Plan, wie das am besten funktionieren sollte. Ich wirbelte die Haare hinten rum und klippte sie mit allen möglichen Dingern, die da so rum lagen, zusammen. So musste das gehen. Schließlich war ich ja kein Friseur. Mir war klar, dass die seitlich heraushängenden Strähnen so nicht sein sollten. Doch nach dem dritten Mal Hoch stecken, hatte ich die Nase voll. Jetzt musste es so bleiben.

Frau Hänlein bewunderte sich im Spiegel und freute sich. Was mich wiederum wunderte. „Schön hast Du das gemacht, wirklich wunderschön. Ich bin so froh, dass ich Dich zur Mutter habe. Da ist man wirklich gut aufgehoben." Mit liebevoller Geste tätschelte sie meine Wange und spitzte ihren Mund.

Ups, da war gewaltig etwas mit der Zeit schief gegangen. Ich schaute lieber nicht in den Spiegel. Wie alt sich Frau Hänlein gerade fühlte, das war unschwer zu raten. Mir war nicht wohl bei dem Gedanken, diese Neunzigjährige würde meine Tochter sein. Ich hatte für alle meine Patienten ein großes Herz. Ich wusste auch genau, warum sie menschliche Beziehungen durcheinander brachten, aber ich war schließlich auch nur ein Mensch. Dass Frau Hänlein von mir erwartete, mich streicheln, sich an mich zu lehnen und mir gar einen Kuss geben zu können, das war mir zu viel. Ich wich aus.

Schnell erledigte ich die letzten Handgriffe im Bad und stellte meiner Pseudotochter ihren Rollator hin. „Ich bringe sie jetzt zum Frühstück." Artig lief Frau Hänlein mit mir los in Richtung Speisesaal. Auf dem Weg zum Tisch lächelte sie glückselig vor sich hin. Ich wies ihr ihren Platz am Fenster zu. „Ja, und wo setzt Du dich denn hin?" Ich seufzte. „Ich habe noch einiges zu tun." Besorgt schaute sie mich an, so als ob sie mich für immer verlieren würde. „Aber du kommst doch wieder?" Tief durchatmend nickte ich. „Ja, ich komme ganz bestimmt wieder."

Als ihr Manja, meine Kollegin, das Frühstück hinstellte, war ich schon wieder vergessen. Eine Stunde später eilte ich zufällig an ihr vorbei, als sie rief. „Hallo, Schwester Maria, kannst Du mich bitte zu einem Bus bringen. Die Leute hier wollen mich alle nicht mitnehmen."

Hm, meine Person hatte also eine Metamorphose durchlebt. Von der Mutter zur Glaubensschwester. Mal sehen was als nächstes dran kommen würde. „Sie möchten also weg. Dann bringe ich sie am besten ins Wohnzimmer." Schnell hakte sich Gerda Hänlein ein und tippelte zufrieden neben mir ins Wohnzimmer. „Das ist aber lieb von Dir. Ich habe schon befürchtet, ich müsste ewig hier bleiben. Und dabei wartet doch meine Mutter schon so sehnsüchtig auf mich. Nicht wahr?" Ich verbot mir drüber nachzudenken.

Noch einmal richtig schön sein

Als ich neu im Pflegeheim „Am Weinberg" anfing, fiel mir eine Frau auf mit hoch toupierten weißen Haaren, viel Gold an den Fingern und lackierten Nägeln. Margarete Krehl war eine Frau von Welt. Zumindest ein Rest davon. Sie war die Frau des ehemaligen Arztes im Ort. Beim genaueren Hinsehen verrieten die verschlissenen Nähte und der ausgewaschene Stoff, dass ihre Kleider schon bessere Zeiten gesehen hatten. Aber nun wohnte die Dame auf einer Pflegestation für Menschen mit Demenz.

Frau Krehl hatte Haltung. Sie saß aufrecht, immer. Das Besteck wurde von ihr geführt wie bei einem Festbankett der Queen von England. Wenn eine der Pflegekräfte den Teller zu schnell abräumte, schimpfte sie wie ein Rohrspatz. „Sie, das ist ja eine Unverschämtheit!" Alle gingen bei ihr auf leisen Sohlen, versuchten sie so wenig wie möglich herauszufordern. Beim morgendlichen Waschen konnte es schon mal richtig brenzlig werden. Die Frau war erstens kaum aus dem Bett zu bekommen und zweitens war sie furchtbar mimosenhaft. Beim Rückenwaschen kam, trotz aller Vorsicht, schon der erste laute Ton. „Seien sie doch nicht so grob!"

Nach dem Waschen im Bad wollte sie oft wieder zurück ins Bett. Wenn wir das zuließen, verblieb sie dort bis zum nächsten Tag und so weiter. Die depressive Stimmung explodierte dann förmlich. Kam dann jemand ans Bett, um sie zum Aufstehen zu bewegen, schlug sie um sich und trat mit den Füßen.

Stellte eine Fachkraft die Medikamente hin, fragte sie zuerst nach, wer das denn angeordnet habe. „Der Herr Doktor hat das angeordnet." Das war die Zauberformel. Erst dann nahm sie alles ein. „Wozu soll das denn gut sein?" Diese Frage war Ausdruck versteckter Empörung. „Ich bin doch sowieso nicht mehr...und überhaupt."

Irgendwann kamen wir auf die Idee, ihre Medikamente gegen die Depressionen schon eine Stunde vor dem Aufstehen zu geben. Es dauerte ein paar Tage und plötzlich stand Frau Krehl morgens anstandslos auf und war superlieb beim Waschen.

Ich hatte in den ersten Wochen kaum von einem Bewohner den Namen, geschweige denn das Alter im Kopf. Als ich dann zufällig mal genauer in die Akte schaute, staunte ich Bauklötzer. Die Frau war bereits neunundneunzig Jahre alt. Nie hätte ich das gedacht. Dass die morgens nicht mehr aufstehen wollte, konnte ich wirklich gut verstehen. Noch besser konnte ich sie verstehen, als sie mir morgens mal einen ihrer wichtigsten Wünsche verriet.

Sie war gerade dabei, sich die Arme zu waschen. An den Stellen mit den Altersflecken ruppelte sie besonders heftig. Ich bat sie vorsichtiger zu sein. Schnell hätte sie sich die dünne Haut aufreißen können. „Ja, was ist das denn! Das muss doch weg. So etwas hatte ich doch noch nie!" Solange ich Frau Krehl kannte, hatte sie diese Flecken schon. Aber sie entdeckte sie jeden Morgen aufs Neue und war unglücklich darüber.

Verzweifelt zerrte sie den Pullover mit den langen Ärmeln über sich. Sie wollte die Altersmerkmale verstecken. Von tiefer Trauer erfüllt, auf den Boden blickend, sprach sie leise vor sich hin: „Ich möchte einmal im Leben noch mal richtig schön sein." Sofort tat sie mir Leid. Ihr ganzes Leben lang bestand ihre Hauptaufgabe darin, die gutaussehende Gattin eines Arztes zu sein. Nun war der Mann längst tot und keiner stellte mehr an sie den Anspruch. Nur sie selbst.

Spiel mit dem Unmöglichen

Als jüngste Tochter des einflussreichsten Bauern im Dorf war Edelgard Winterfeld unter den Burschen weit bekannt. An Bewerbern fehlte es wahrlich nicht. Dennoch musste es ein ebenbürtiger Schwiegersohn sein. Da legten die Eltern großen Wert drauf. Also fügte sich die junge Frau und heiratete recht spät den Heimkehrer Otto, Sohn der Fleischerei im Nachbarort.

Die Aussicht auf Kinder versöhnte Edelgard. Sie liebte Kinder und Tiere über alles. Fleißig schickte sich die frisch verheiratete Frau in das Tagesgeschäft. Schwiegereltern versorgen, Vieh füttern, Garten bestellen und die paar Reben Wein pflegen. Das erste Kind blieb lange aus. Edelgard war schon über dreißig als sie schwanger wurde. Die dann geborene Tochter sollte auch das einzige Kind bleiben und die ganze Freude ihres Lebens.

Edelgards Geschwister hatten wenig Glück gehabt. Der Bruder kehrte nicht aus dem Krieg heim. Die älteste Schwester nahm sich das Leben, weil sie mit dem Schicksal ihrer nervenkranken Patienten nicht zurecht kam. Und Schwester Hertha, die im Nachbarort wohnte, fühlte sich beim Erbe betrogen, sprach kein Wort mehr mit der Familie. Ihre ganze Kraft investierte Edelgard in die Erziehung ihrer Tochter. Besonders groß war die Freude bei der Geburt der Enkel. Aber als eines Tages eines der drei Enkelkinder ohne ein Wort spurlos verschwand, schien aller Sonnenschein der Erde nicht mehr auszureichen, um Edelgard wieder zum Lachen zu bringen. Das sechzehnjährige Mädchen hatte sich auf den Weg zu ihrem Vater gemacht, der sich von der Familie gelöst hatte. Zurück wollte sie nicht wieder. Die Frage nach dem Warum blieb man der Familie schuldig.

Es ist Samstag, morgens, kurz vor sieben. Als ich in Frau Winterfelds Zimmer trete, kommt mir ein bekannter Geruch entgegen. Edelgard sitzt auf dem Bettrand und ist sehr beschäftigt damit, ein Paar Schuhe anzuziehen. „Guten Morgen, Frau Winterfeld", sage ich betont freundlich. Vielleicht würde ich zu meinem Kind in dieser Situation nicht mehr so freundlich sein.

Auf dem Boden sind Flecken. Sie sind gleichmäßig bis zum Toilettenbecken verteilt. Der Geruch verrät, um was es sich handelt. Edelgards Zehen sind deutlich darin erkennbar. Sie hat sich wirklich alle Mühe gegeben das Malheur zu beseitigen. Nur diese Idee, anschließend in die Schuhe zu fahren, die wahrscheinlich nicht einmal die ihren waren, hätte nicht noch sein müssen.

Plötzlich war ich froh, dass ich doch noch mal meine Diensthose vom Vortag angezogen hatte. Bevor ich einen Fuß weiter ins Zimmer setzte, ging ich zurück, um eine Schürze überzuziehen und zückte die vorsorglich immer in meiner Hosentasche steckenden Einmalhandschuhe. Edelgard lag nun im Bett, bis oben hin zugedeckt. Nur die Füße mit den Schuhen dran schauten unten raus. Genervt klopfte sie mit den Fingern auf die Bettdecke. Sie hatte mich noch nicht bemerkt.

Zögerlich drückte ich auf den Lichtschalter. Nun wurde ich gesichtet. Hocherfreut strahlte mich die Frau in Nachthemd und Schuhen an. Und wie ich es bei ihr gewohnt war, lachte und schallte sie sofort laut los. Dieses Lachen war ihre Befreiung von der Angst, von niemandem abgeholt zu werden und keine Kleider zu besitzen.

Sie hatte permanent Angst ohne Kleider dazustehen und so nicht auf die Straße gehen zu können. Nachts irrte sie umher und suchte alles zusammen, was sie auf der Station finden konnte. So auch diese Nacht. Das Hemd ihrer Zimmernachbarin war zum Bodenwischtuch geworden und im Bett lagen die selbstgestrickten Socken von Frau Haupt aus dem übernächsten Zimmer.

Irgendeiner der Kollegen hatte abends nicht alle Sachen in die Schränke eingeschlossen, so wie es auf diesem Wohnbereich erforderlich war. Bei über zwanzig Dementen müssten wir sonst jeden Morgen ein wildes Knäuel entwirren.

Frau Winterfeld konnte in dem Stadium ihrem Krankheit nur mehr lachen als sprechen. Eher selten kamen aus ihrem Mund mehr als drei zusammenhängend Worte. Auch in diesem Moment faselte sie aufgeregt und deutete auf ein Nachthemd, welches ebenfalls in ihrem Bett lag. Das Kleidungsstück war offensichtlich irgendwie organisiert worden und hatte am Saum ein Loch. Frau Winterfeld war empört darüber. „Da, da….das ist doch…!" Ich gab mir Mühe ein ratloses Gesicht zu machen. Das signalisierte Edelgard, dass ich Verständnis zeigte.

Nun waren wir beide ratlos. Aus Edelgards Schuhen bröselten die Reste einer menschlichen Verdauung und mir saß die Zeit im Nacken. Noch waren meine Handschuhe sauber. Ich zückte schnell ein paar Kleidungsstücke aus dem Schrank und das Duschgel. „Frau Winterfeld, wie gefällt ihnen das, wenn wir jetzt duschen gehen?" Aufmunternd grinste ich sie an und hielt ihr meine Hand hin. Schon lachte sie wieder lauthals und sprang aus den Federn.

Edelgards Badezimmer war nicht begehbar ohne dauerhaft duftenden Schaden zu nehmen. Ich schleppte die Frau im Nachthemd deshalb den Gang entlang bis zum großen Pflegebad. Edelgard kannte den Raum. Hier wuschen wir ihr oft die Haare. Eins, zwei, drei, hatte sie auf dem Duschstuhl Platz genommen und natürlich lachte sie dabei.

„Frau Winterfeld, sie müssen noch einmal aufstehen. Ihre Unterhose und das Nachthemd müssen ausgezogen werden." Ratlos blickte sie mir ins Gesicht. Ich machte eine Geste zum

Aufstehen. Die verstand sie sofort. Und nun zupfte ich am Hemd. „Das Hemd muss aus sein. Sonst macht das Duschen keinen Sinn." Schallend lachte sie los, zerrte sich das Nachtgewand über den Kopf und fuhr aus den verdreckten Schuhen. Nur bei der Unterhose war sie nicht begeistert. Mir wäre das an ihrer Stelle sicher auch nicht geheuer gewesen. So etwas war schließlich eine intime Angelegenheit.

Doch nachdem ich albern grinsend herumgeturnt war, um Edelgard in Stimmung zu halten, klappte das mit der Unterhose auch noch. Langsam drehte ich den Wasserhahn auf. Ich hielt die Duschbrause zurück, wohl wissend, dass zuerst nur kaltes Wasser aus der Leitung kommen würde. Dennoch sprangen einige Tropfen auf Edelgards Haut. Wie vom Blitz getroffen sprang sie auf und wollte weglaufen. Nun musste ich erneut Späße machen und lachen, damit die Frau wieder Vertrauen schöpfen konnte. „Ich sing den Badewannentango, Badewannentango. Bei mir zuhause…." Edelgard gefiel, was ich da sang. Sie setzte sich auf den Stuhl zurück und schaukelte den Kopf im Takt.

Das größte Fest war für die Frau, als ich ihr ihre Bekleidung und saubere Schuhe reichte. Sie war so erfreut, wie ein Kind beim ersten Fahrrad. Und als ich ihr dann die Haare fönte und zum Schluss noch Parfüm aus unserem Fundus überstäubte, war sie die glücklichste Frau auf der ganzen Welt. Stolz lief sie an meiner Hand in den Speisesaal zum Frühstück. Der Tag war gerettet.

Mir blieb dann wie immer die Aufgabe, das Zimmer wieder auf Vordermann zu bringen. Wenn Edelgard Winterfeld nachts gespielt hatte, dann war äußerste Vorsicht geboten. Die getrockneten unangenehm riechenden Ergebnisse versteckten sich an den unmöglichsten Stellen. Im Nachttischschrank, im Blumentopf, hinter dem Radio, in Geschenkpapier eingewickelt. Solange es in dem Zimmer roch, konnte ich davon ausgehen, dass noch irgendwo eines dieser Geschenke verborgen sein musste.

Die große Flasche Desinfektionsmittel verrichtete gute Dienste. Ohne das Zeug wären wir manchmal echt aufgeschmissen. Ich könnte nicht mit gutem Gewissen die anderen Bewohner in ein so verschmutztes Bad gehen lassen. Das eigene Hygienebewusstsein stand bei mir ständig auf Wachposten.

Im selben Zimmer wie Frau Winterfeld wohnte auch Monika Wieslau. Sie hatte von alldem nichts mitbekommen und schlief tief und fest. Gut so, dachte ich, dann kann ich noch schnell das andere Bad aufräumen. Doch das war eine Fehlentscheidung. Als ich zurück zu Frau Wieslau kam, hatte die sich ihrer Unterhose entledigt und das Bett mit dem Klo vertauscht.

„Oh, was ist denn da passiert?" Leicht genervt stand ich am Bett und stützte die Hände in die Hüften. Frau Wieslau hob mit empörtem Blick die Bettdecke an. „Schauen sie sich mal an, was die hier gemacht haben." Ich musste schmunzeln. „Ja, Frau Wieslau, das ist ja wirklich unglaublich. Ich werde sie jetzt mal schnell aus dieser Lage befreien." Mit geübten Handgriffen drehte ich die Frau auf die Bettkante. Schelmische Augen schauten mich an. „Frau Wieslau, ich glaube sie sind ganz schön gewitzt." Laut lachend stand sie auf, lief in Richtung Badezimmer und stammelte. „Geschlitzt, geritzt, geblitzt."

Ich lief ihr nach. Mit einer Geste fuhr sie mir nun über die Schulter um mich zu trösten. „Och, meine Kleine." Was soll man dann noch sagen?

Moulin Rouge

Die beste Köchin vom ganzen Ruhrpott ist Martha Meier, zumindest wenn man ihren Verwandten glauben darf. Als Tochter eines Wirtes weiß sie schon recht schnell worauf es im Gastgewerbe ankommt. Die Deutschen wollen nach dem Krieg immer dasselbe: viel Fleisch und große Portionen für wenig Geld. Einmal gewinnt sie sogar den landesweiten Kochwettbewerb. Die Kneipe, in der sie bis zur Rente als Köchin arbeitet, verdankt nicht zuletzt ihrer Kochkunst den jahrzehntelangen Erfolg.

Martha heiratete spät. Sie war schon über vierzig und hatte keine Kinder. Ihr Ehemann war pensioniert und etwas altmodisch. Eine Frau durfte nach seiner Meinung nicht allein Auto fahren, schon gar nicht ins Ausland.

Als der olle Grantler starb, kaufte sich Martha zuallererst ein Auto. Damit machte sie die ganze Gegend unsicher. Selbst die kleinsten Spaziergänge waren ihr verhasst. Wegfahren liebte sie sehr. So kam sie bald durch ganz Europa. Als Kirchenchorsängerin kam sie sogar bis ins ferne Amerika und nach Paris.

Am Tisch im Speisesaal sitzt ein kleines Figürchen und schläft. Oder sagen wir besser, es sieht so aus als ob sie schliefe. Martha Meier stellt sich nur schlafend, weil sie in Ruhe gelassen werden möchte. Doch wenn ich nah an ihr rechtes Ohr heran gehe und leise flüstere, dann öffnet sie langsam das rechte Auge und fixiert mich. Gehe ich auf die linke Seite, öffnet sie das linke Auge. Erst wenn ich etwas ganz Komisches zu ihr sage, fängt sie an am ganzen Körper zu beben und aus ihrem Mund kommt ein rhythmisches Brummen.

„Martha." Ich flüstere. „Martha, du bist heut so schön angezogen. Willst du noch zur Hochzeit?" Einige Sekunden vergehen. Und wirklich Martha fängt an zu wackeln am ganzen Körper. Sie hat mich genau verstanden. Gleich schielt sie mich aus einem Auge verschmitzt an und fragt. „Wat haste jesacht? Och, du bist doch...ganz...ganz..." Sie will mich wohl als Schelm bezeichnen. Aber ein solches Wort kann Martha Meier nicht mehr aussprechen. Sie weiß genau welchen Sinn es hat, aber ihre Zunge bringt es nicht mehr hervor.

Frau Meier ist neunzig Jahre alt und das, was man bei uns „speziell" nennt. Ich würde es vorsichtig als „widerspenstig" bezeichnen. Sie wird schnell mal laut, wenn ihr etwas nicht behagt. Das Anziehen der Stützstrümpfe zum Beispiel ist ihr wahrlich verhasst. Und dabei hat sie schon ziemlich schlabberige Dinger. Ich bin oft an der Tür draußen vorbei gegangen und habe sie laut schimpfen hören. „Du blöde Kuh! Lass mich doch...!" Manchmal kamen die Kollegen verzweifelt aus ihrem Zimmer. „Sie will nicht aufstehen, schimpft wie ein Rohrspatz."

Als ich neu auf die Station kam, hatte ich bald das Neulingsvergnügen. Keiner wollte mehr gern Frau Meier betreuen. Spätestens nach dem dritten Tag hatte jeder die Nase voll von ihr. Deshalb mussten alle Azubis und Neulinge dran glauben. Ich hatte keine Ahnung was mich erwartete. Mir wurde nur gesagt, dass ich bei dieser Bewohnerin energisch auftreten solle. Gesagt, getan. Ich ging nichtsahnend in ihr Zimmer und wollte sie aufwecken und waschen.

„Guten Morgen Frau Meier." Keine Antwort. Ich ging weiter ans Bett heran. Nichts regte sich. Sie lag starr und steif, wie tot. Ich zupfte vorsichtig an der Bettdecke. Keine Regung. „Frau Meier, ich helfe ihnen jetzt beim Aufstehen." Oh, da hatte ich aber was gesagt. „Ich steh jetz nich uff." Was sollte ich da machen? Ich konnte sie doch nicht einfach aus dem Bett reißen. Meine Chefin sagte aber, die müsse aufstehen, sonst läge sie Tag um Tag nur noch im Bett und würde steif.

Ich nahm mir den Rollator, der neben dem Bett stand, und setzte mich drauf. In aller Ruhe sah ich mir Marthas Fotos an. Ihre Eltern hingen verewigt an der Wand und gleich daneben eine große Urkunde. Über siebzig Jahre Mitglied des Kirchenchores. Aha, die Frau hatte es also mit der Kirche und war gläubig. Ich sagte meinen Taufspruch auf. Doch Martha zuckte nicht. Ein Kirchenlied fiel mir aber beim besten Willen nicht ein. Ich trällerte also was mir in den Sinn kam.

„Waldesluhuhust, Waldesluhuhust, oh, wie einsam schlägt die Brust." Und plötzlich strahlten mich rehbraune Augen aus dem Bett an. Martha wurde wach. Und wie wach sie wurde! Sie sang mit mir aus voller Kehle und auch noch die zweite Stimme.

„Frau Meier, sie können ja wunderbar singen." Schelmisch grinste sie mich an. „Das hätteste nich jedacht, oder? Das glaubt immer niemand." Ich legte meine Hand hinter ihren Rücken und richtete sie an der Bettkante auf, ohne dass sie ein Wort der Ablehnung sprach. „So, Frau Meier, jetzt helfe ich ihnen beim Waschen und Anziehen." Sie machte eine relativierende Geste. „Och, Frau Meier. Ich bin doch keene Frau Mei…, sach doch Martha." Ich lächelte und verneinte. „Ich darf das nicht. Meine Chefin würde das nicht erlauben." Sie funkelte mich an. „Ich erlaube dir das und basta."

So wurden wir Freunde. Wunderschöne Duette sangen wir morgens im Badezimmer. Und wenn wir dann den langen Gang zum Speisesaal liefen, war sie gut gelaunt und lachte über alles und jeden.

Eines Abends brachte ich Martha zu Bett. Sie war in den vorangegangenen Monaten sehr schwach geworden, konnte kaum noch alleine laufen. Nun saß sie im Rollstuhl und genoss es. Sie hatte ja Zeit ihres Lebens das Laufen gehasst.

Dass ihr Mann ihr nicht erlaubt hatte, den Führerschein zu machen und sie alles nachgeholt und sogar das heißgeliebte Auto gekauft hatte, erzählten uns die Angehörigen. Sogar in Moulin Rouge sei sie gewesen. Doch davon wusste Martha offenbar nichts mehr.

Martha saß mit nacktem Oberkörper im Rollstuhl vorm Bett und war mal wieder stur. Ich bettelte. „Kannst Du dich mal vorlehnen. Ich will dir jetzt das Nachthemd anziehen." Doch die Augen funkelten schon wieder listig. Sie wollte in dem Moment auf keinen Fall machen, was ich wollte. „Martha, du kannst doch nicht nackig ins Bett gehen. Das haste doch früher auch nicht gemacht." Martha schaute auf den Boden. „Nö." Also griff ich das Nachthemd. Doch im selben Moment schaute sie mich an und grinste. „Doch. Ich war nämlich eine ganz….ganz…." Geheimnisvoll schwang sie ihren Zeigefinger. „Martha, ich kann mir schon vorstellen, dass du es faustdick hinter den Ohren hattest." Während ich sprach, zog ich ihr das Hemd an und Marthas Augen blickten dabei weit weg in die Vergangenheit zurück.

Ich wollte sie in ihren Gedanken nicht stören. Wortlos hob ich sie ins Bett. Als ich sie so zudeckte, sagte ich leise, mehr so für mich. „Mit dir wäre ich gern mal in Moulin Rouge gewesen." Und prompt schallte es zurück. „Na, dann machen wir dat doch mal!" Sprachlos schüttelte ich den Kopf. So ein Bündel. Irgendwie mochte ich sie gern.

Auf der Suche nach Liebe

Das Leben geht oft seltsame Wege. So war es auch bei den Zwillingsschwestern Inge und Irmgard. Kurz vor Kriegsende geboren, hatten sie als herangewachsene Frauen nun die Chance, die ihren Eltern verwehrt geblieben war. Aus armen Verhältnissen stammend, wünschten sie sich nichts mehr, als einmal richtig reich zu sein. Beide Mädchen waren zu ihrer Zeit das Idealbild einer Frau im Modekatalog.

In einem Frankfurter Café lernten sie zwei amerikanische Offiziere kennen, die sich in ihrer Freizeit mit einer Fotokamera auf die Lauer gelegt hatten. Irmgard war noch nie ein Kind von Traurigkeit und ließ ungehemmt ein paar Bilder von sich knipsen. Inge hielt sich da lieber zurück. Interessant hatten sich die jungen Damen an diesem Tag auf jeden Fall gemacht und so kam es, dass sie von nun an die Bekanntschaft einer lustigen Showtruppe der amerikanischen Streitkräfte machten.

Irmgard landete weit drüben überm großen Pott als bekanntes Fotomodell, doch Inge blieb mit ihrer Tochter ledig zurück. Erst als sie den Textilfabrikanten Leo Wendler kennenlernte, schien ihr Leben plötzlich im Rampenlicht zu stehen. Leo war in den oberen Gesellschaften ein gern gesehener Gast. Mit seiner neuen Frau an der Seite sorgte er für enormes Aufsehen. Inge Wendler verstand es wie keine andere Frau, sich zu kleiden. Sie hatte einfach den besonderen Stil. Bald ließen sich andere Damen von ihr beraten. Und ehe sich Inge versah, war sie eine der beliebtesten Stylingberaterinnen in Frankfurt.

Eines Morgens gegen sechs Uhr kam mir Inge Wendler auf dem Gang entgegen. Ihr Haar war zerwühlt und an den Füßen trug sie dicke Stricksocken. Natürlich war sie im Nachthemd. Irgendwas hatte die Siebzigjährige aus ihrem Bett getrieben.

So ohne ihre Brille und das fehlende Tagesoutfit sah sie irgendwie spärlich aus. Inges Laufdrang sorgte dafür, dass ihre ehemals sportliche Figur nun eher ausgemergelt aussah.

Mir war klar, dass die Frau jetzt nichts mehr im Bett halten würde. Aber mir blieb keine Wahl. Ich musste mich erst einmal umziehen und zur Übergabe des Nachtdienstes gehen. Also nahm ich die umherirrende Frau an die Hand. „Guten Morgen Frau Wendler". Erleichterung war auf ihrem Gesicht zu sehen. „Ich habe schon so lange... Ich glaube ich... in ganz wischi..." Sie redete in ihrem typisch dementen Kauderwelsch. Sicher war sie wie so oft unterwegs, um eine Menschenseele zu finden, die nur für sie da sein wollte. Das war täglich ihr Hauptanliegen. „Frau Wendler, ich bringe Sie jetzt in ihr Bett. Dort können Sie sich aufwärmen bis ich umgezogen bin." Eifrig tat die leicht zitternde Frau was ich ihr auftrug. Ich deckte sie fest mit dem Federbett zu. „Bleiben sie bitte noch liegen, bis ich wieder da bin." Sie nickte. „Bilz balz." Bis bald, ja, ja. Vorsichtig klinkte ich die Tür hinter mir zu.

Nach der Übergabe schlug ich den Weg in Richtung Bewohnerzimmer ein. Lautes Schreien drang an meine Ohren. Die Stimme von Frau Reusch überschlug sich. Ich eilte, um zu schauen was passiert war. Auf dem Weg dorthin nahm ich aus dem Augenwinkel Inge Wendler war, die schon wieder den Gang entlang schlurfte. Frau Reusch schrie ohne abzusetzen. Was war da los? Wild mit den Armen rudernd stand sie mitten in ihrem Zimmer. „Ein Gespenst, ein Gespenst! Ich wollte mir die Schuhe anziehen und als ich mich umdrehte, stand plötzlich eine weiße Frau vor mir." Alles klar. Sie wurde von Inge heimgesucht, die Arme. Ich konnte mir schon vorstellen, dass einen das durchfährt, wenn wie aus dem Nichts eine klapperige Gestalt im Nachthemd und Socken da stand.

„Och, meine arme Frau Reusch, sie sind ja ganz außer Atem." Ich nahm sie an den Schultern. „Nun setzen sie sich doch erst einmal. Ich lasse den Rollladen hoch und frische Luft ins Zimmer." Vorsichtig drückte ich sie in den Stuhl und redete auf sie ein, grad so wie mit einem kranken Pferd. „Frau Reusch, das ist ganz bestimmt ein Schreck auf den nüchternen Magen. Ich schlage vor, dass sie sich jetzt in aller Ruhe waschen und anziehen. Ich mache in der Zwischenzeit ihr Bett. Und dann gehen wir gemeinsam zum Frühstück."

Frau Reusch war in Rekordzeit gewaschen und angezogen. Fluchtartig verließ sie ihr Zimmer, um ihrem Herzen Luft zu machen. Ich hatte keine Chance hinter ihr her zu kommen. Innerhalb weniger Minuten wusste die ganze Station von der nächtlichen Erscheinung in Elsa Reuschs Zimmer. Ganz besorgt fragte mich eine Kollegin, warum die Arme denn so außer sich sei. „Ach, Frau Wendler war im Nachthemd in ihrem Zimmer." Gleich lachte sie schallend los. „Du meine Güte. Da kann man ja aber auch erschrecken. Nichts gegen Frau Wendler, aber ich glaub mir wäre es genauso gegangen." Ich lachte auch.

Schnellstens musste das benachthemdete Frauenzimmer eingefangen und verwandelt werden. Es war nicht auszudenken, was noch alles passieren konnte. Ich eilte hinter Inge her. Grad wollte sie im nächsten Zimmer verschwinden. „Hallo, Frau Wendler, das ist aber schön, dass ich sie hier treffe. Ich wollte ihnen meine Hilfe anbieten." Sofort strahlte sie mich an. „Sie sind so… so… sagen… lieb…" Sie ließ sich wieder an die Hand nehmen und schlitterte in Socken neben mir her.

„Frau Wendler, Sie wären gut beraten, zum Frühstück eine zweckmäßigere Kleidung zu tragen." Mir war klar, dass ich für eine demente Frau wahrscheinlich viel zu komplizierte Sätze sprechen würde. Bei Inge fiel mir es aber schwer, in kurzen Hauptsätzen zu reden. Inge war es früher so gewöhnt. Manchmal verwendete sie noch Worte, die verrieten, dass sie zur sogenannten oberen Schicht der Bevölkerung gehört hatte. Die Designerstücke in ihrem Kleiderschrank erzählten, dass sie bessere Zeiten erlebt hatte. Einmal pro Woche wurde sie vom Friseur frisiert. An den Fingern steckten Ringe mit großen Steinen, an denen sie ständig hängen blieb. Die italienischen Schuhe aber standen nur noch im Schrank. Sie mussten den mit Schafwolle gefütterten Verbandsschuhen weichen, da Frau Wendler in hohen Absätzen zunehmend sturzgefährdet war.

Wir alle waren froh, dass Inge endlich gefahrloser unterwegs war. Ständig kletterte sie irgendwo herum, nur um einen Menschen zu finden, der sich um sie kümmerte. Aber hauptsächlich suchte sie einen Mann. Sobald einer auf der Straße lief, rief sie nach diesem und versuchte über den Zaun zu steigen. Einmal stieg sie über die Hecke, um einen jungen Kollegen durchs Fenster des Dienstzimmers sehen zu können. Wir konnten grad noch ein verliebtes Grinsen am Fenster vorbei schwingen sehen. Kurz darauf war ein lautes „Autsch" zu hören. Und unsere Inge saß in der Stachelhecke. Doch das war noch harmlos.

Einmal nachts war sie in ihre Schuhe geschlüpft und über ihren Perserteppich gefallen. Dabei war sie mit dem Gesicht direkt auf die Armlehne ihres barocken Sitzmöbels gestürzt. Ein großes blau geschwollenes Auge und ein gebrochenes Nasenbein waren die Quittung. Für Inge Wendler musste das eine einprägsame Angelegenheit gewesen sein, denn trotz ihrer Demenz erzählte sie noch zwei Tage davon. „Mich hat es doch... geweht..." Nach diesem Ereignis verstanden aber zum Glück die Angehörigen, warum wir so sehr gegen den Teppich und die schönen Schuhe waren.

Inge Wendler wollte ständig auf und davon. Aber wenn sie mal sagen sollte, wohin der Weg führe, dann schaute sie ratlos. Sie suchte und suchte und kam nicht dahinter. Einmal hatte sie in ihrem Zimmer ein Bild ihrer Enkel erkannt. Sie brachte es zu uns und versuchte zu artikulieren, dass sie dort hin wollte. Ich sah mir das Bild an und fragte. „Möchten Sie zu diesen Kindern?" Sie schüttelte den Kopf. „Nein." Sie tippte auf eine bronzene Skulptur im Vordergrund des Fotos. „Da. Ich brauche so ein Ding... fahren auf der Straße." Ich verstand sehr wohl. „Frau Wendler, da müssen sie sich gedulden, bis heute am Nachmittag ihre Tochter kommt. Die hat so ein Ding. Man kann auch Auto sagen." Fragend schaute mich die Frau an. „Wann?" Geduldig wiederholte ich. Nun schien sie zufrieden zu sein. Doch ich irrte.

Inge Wendler raste durch die gesamte Etage kreuz und quer und suchte ihre Tochter. Den Begriff „Nachmittag" hatte sie irgendwie in den falschen Hals bekommen. Bis wir aber dahinter gekommen waren, nervte sie jeden, der ihr in die Arme lief. Als gegen Mittag unser Pfleger Micha auf Station erschien, war plötzlich die Tochter unwichtig. Wo er auch hinging, Inge ging mit. Setzte er sich, Inge saß daneben. Sagte er, er müsse arbeiten, sagte Inge, sie sei dazu bereit. Puh, Micha kannte das Spiel bereits. Die Frau war verliebt. „Du bist so ein... Ich liebe Dich." Sie himmelte ihn an und spitze ihren Mund. Micha wies darauf hin, dass er bedeutend jünger sei. Sie lächelte. „Das macht nichts. Wir gehen weg." Au weia, eine harte Nuss.

Irgendwann musste die Stationsleitung alle männlichen Kollegen von Inge Wendler fern halten. Der akute Männermangel brachte Inge aber auf neue Ideen. Bald gab es keine Kollegin mehr, die keine Liebeserklärung von Inge erhalten hatte. Niemand blieb ungeschoren. Wie sollte jemand so in aller Ruhe seiner Arbeit nachgehen? Zum Schluss waren auch noch alle anderen Bewohner eifersüchtig. Doch je länger wir darüber nachdachten, umso mehr kamen wir zu der Überzeugung, dass es eigentlich für Inge Wendler schön sein musste, sich in diesem Lebensabschnitt ausschließlich der Liebe widmen zu können. Wir hielten still, solange bis Inge Wendler eines Tages auch die Liebe vergessen hatte.

Blöder Name

Rosemarie Mühl wurde als Tochter eines bekannten Bildhauers geboren. Kein Wunder, dass sie künstlerisches Blut in den Adern hatte. Neben ihrer wunderbaren Stimme, war sie auch mit dem Talent zu schreiben ausgestattet. Leider waren diese wunderbaren Eigenschaften eines Tages dem Eheleben zum Opfer gefallen. Der Gatte trug einen Doktortitel und erwartete von seiner Frau, dass sie ihren Teil zum Erfolg seines Berufes beitrug. Deshalb saß Rosemarie zeitlebens im Vorzimmer des Herrn Doktor, war Mädchen für alles und ertrug alles.

Aber ganz im Stillen genoss sie das Ansehen in der Stadt, das sie mit ihrem Mann teilen durfte. Irgendwie fühlte sie sich eben wie Frau Doktor. So hatte sie diese Haltung angenommen und über die Jahre nicht bemerkt, wie sich ihre Umwelt von ihr mehr und mehr zurückgezogen hatte.

An jedem zweiten Nachmittag erhielt Frau Mühl Besuch von ihrer Tochter. Rosemarie Mühl hatte auch noch einen Sohn. Der wohnte weiter weg und kam nur selten, dafür aber zu einem ganz besonderen Service. Er feilte und lackierte seiner Mutter dann immer die Fingernägel mit silbrig rosa glänzendem Lack. Rosemarie genoss das sehr. Sobald aber der Sohn verschwunden war, hatte sie auch sein Erscheinen vergessen.

Anders war das mit den Besuchen der Tochter Jutta. Wenn die zu Besuch kam, erkannte das die fünfundneunzigjährige Mutter schon von weitem durch die Fensterscheibe. Das Gesicht war ihr bekannt. Auch, wenn sie schon den ganzen Vormittag düster vor sich hin gebrummelt hatte, erhellte sich ihr Gesicht mit Juttas Erscheinen blitzartig.

„Hallo Mutti. Wie geht es dir denn heute?" Das war so das Begrüßungsritual. Damit erkannte Frau Mühl, dass es hier um Mutti gehen sollte. Ihr war meistens nicht ganz klar, wer da so um sie herum schwirrte. Mutti war für sie ein vertrauter Begriff. Er hatte mit ihr zu tun.

„Ja, wie soll es mir denn gehen? Ich bin doch hier." Das war doch eindeutig zu erkennen, oder? Im Altenheim eben. Jutta lächelte dann immer leicht verlegen, fand ihre Fassung aber schnell wieder. Sie hatte die Kommunikation mit ihrer demenzkranken Mutter trainiert.

Wie auch in Rosemarie Mühls Fall, war das mit der Unterhaltung so ein Ding. Halb Wahrheit, halb Verwirrung und dazu das Vergessen. Selbst für uns, die wir täglich mit ihr zu tun hatten, war es nicht immer einfach herauszufinden, was sie wirklich wollte. Stellte man ihr das Mittagessen hin, schaute sie endlos auf den Teller, ohne zum Besteck zu greifen.

„Frau Mühl, essen sie doch. Es wird sonst kalt." Dann schaute sie uns treuherzig an und sprach. „Kann ich das denn, ich meine ich will das doch... doch nicht. Oder soll ich doch... nicht wollen?" Darauf gab es keine vernünftige Antwort. Die Kunstpausen in den Aussagen entstellten den Inhalt des Gesagten total.

Das einzige, was Abhilfe schaffen konnte, war, der Frau die Gabel zu befüllen und zum Mund zu führen. „Kosten Sie wenigstens einmal. Vielleicht schmeckt es Ihnen doch." Dann nahm sie vorsichtig die Gabel und aß. Wenn wir Glück hatten, schaufelte sie wild drauf los, bis die Gabel auf dem Teller kratzte. In letzter Zeit war es eher der Fall, dass sie gar nichts anrührte.

Sie wollte nicht mehr. „Was soll ich denn hier? Ich bin doch... nicht... sein kann." Solche Aussagen konnten einen ratlos machen. Vor allem, weil die arme Frau immer weniger wurde. Der Arzt sah das nicht als Problem an, denn Körpergewicht hatte sie nach seiner Meinung sowieso zu viel. Ich hatte da so meine Zweifel. Wenn ein Mensch sein ganzes Leben Übergewicht hatte und dann im Alter so schnell sein Gewicht verlor, musste das doch nicht unbedingt gesund sein.

Zu allem Unglück brach genau in der Zeit, in welcher Jutta Urlaub machte, ein Schneidezahn ab. Das wäre prinzipiell kein Thema gewesen. Ab zum Zahnarzt und reparieren. Doch ein Demenzkranker kann ja selbst keinen neuen Zahn bestellen. Dazu muss der Betreuer schriftlich einwilligen. Irgendwer musste die Rechnung dann ja bezahlen. Wir bettelten den Zahnarzt an, dass er ins Heim komme. Der kam dann auch - nach vier Tagen. Während dessen hatte die Frau Zahnschmerzen. Die Tropfen vom Hausarzt halfen nicht. Der Zahnarzt schaute in den Mund und zuckte die Schultern. „Ohne Unterschrift kann ich nichts machen. Die Tochter muss ihre Mutter zu mir in die Praxis begleiten."

Zehn Tage sollten noch vergehen. Wir kochten Brei und warmen Tee. Beides wollte Frau Mühl nicht. „So etwas habe ich doch noch nie…" Klar, ich hatte auch noch nie Brei zum Frühstück gegessen. Vor lauter Schmerz und Tropfen kam dann noch Durchfall dazu. Und der Zeiger der Waage raste immer weiter runter. Wann war denn endlich dieser Urlaub rum! Sechs Wochen Urlaub. Das konnte sich eine Altenpflegerin nicht leisten. Und Mutti wurde währenddessen immer schlanker.

Braungebrannt und gut gelaunt schwebte die liebe Tochter pünktlich nach sechs Wochen ein. „Hallo Mutti, wie geht es dir denn?" Eine gute Frage. Ging es denn überhaupt noch? In den letzten zwei Tagen ließen wir Rosemarie sogar im Bett, sie hatte Fieber bekommen. Nur heute dachten wir, es wäre besser, wenn Mutti am Fenster sitzen könnte, wenn die Tochter zu Besuch erschiene. Staunend schaute Rosemarie auf. „Ja, wer bist du denn?" Da war also ein bisschen viel Zeit vergangen.

„Rate doch mal. Du kennst mich doch." Noch lächelte die Tochter.

Ich fand, dass es absolut keine gute Idee war, die Frau nun raten zu lassen, wer da nach so langer Zeit gedachte, vorbei zu schauen. Für einen Demenzkranken waren oft wenige Tage wichtig. Alle Informationen, die nicht gebraucht wurden, rückten in nicht erreichbare Ferne. Rosemarie Mühl erkannte an ihrer Tochter nur noch, dass die ein Mensch war, der es sehr lieb mit ihr meinte. Und das genoss sie sehr.

Am Nachmittag findet bei uns hin und wieder eine Raterunde statt. Wir gehen dann das ganze Alphabet durch und fragen unsere Bewohner, ob ihnen zu den jeweiligen Buchstaben ein männlicher oder weiblicher Vorname einfällt. Auch nach Pflanzen, Berufen und Städten fragen wir. Sind nachmittags Angehörige da, setzen die sich gern mit zu der Runde dazu. Auch Jutta nahm immer gern mit Mutti das Angebot wahr. So auch an diesem Tag.

Buchstabe R. „Kennt jemand einen Herrennamen mit R?" Ich fragte in die Runde. Immer wurde hier der Rudolf genannt und auch der Richard. „Und wer kennt einen Frauennamen mit R?" Ich schaute Frau Mühl ganz fest in die Augen. Jutta wurde unruhig. „Na, Mutti, du müsstest doch eigentlich einen Namen mit R wissen." Mutti schaute ratlos. „Ich?" Das war neu. Bisher wusste Rosemarie immer, dass dies ihr Buchstabe war. „Mutti, wie heißt du denn?" Plötzlich erhellte sich ihr Gesicht. „Das bin doch ich." Schallend lachte sie los. „Na so was."

Die Raterunde lief gut. Alle hatten Spaß daran. Ich begann noch mal bei A weil noch genug Zeit war. Schließlich ließ ich Frau Mühl bei J noch einmal raten. Sie kam nicht drauf. „Frau Mühl, kennen sie jemanden mit dem Namen Jutta." Sie schüttelte den Kopf. Jutta war blass geworden. Rosemarie war genervt. „So ein blöder Name." Die Tochter versuchte die Fassung zu behalten. „Aber Mutti, ich heiße doch so." Rosemarie schaute die jüngere Frau neben sich an. „Du heißt so? Aber wer gibt denn seinem Kind so einen blöden Namen?" Stille erfüllte augenblicklich den Raum. „Na, sie haben ihre Tochter so genannt, Frau Mühl." Frau Mühl verneinte. Sie könne sich das nicht vorstellen.

Doch die Tochter gab nicht auf. „Wie würdest du mich den lieber nennen?" Mutti schob den Mund schief und zuckte mit der Schulter. „Das weiß ich doch nicht. Ich bin doch nicht deine... oder bin ich doch...?" Jetzt war Jutta nahe dran in Tränen auszubrechen. Sie tat mir leid und ich versuchte die Situation zu entschärfen. „Ich glaube, das war heute alles nur ein bisschen viel. Morgen sieht das bestimmt wieder anders aus." Ich sagte das so hin, obwohl ich wusste, dass dies nicht der Fall sein würde. Was einmal weg war, kam nur selten wieder.

Wer mit seinen Vätern und Müttern durch die Krankheit Demenz solche Erfahrungen machen musste, war im Ausnahmezustand. An diesem Tag eilte Jutta mit gesenktem Kopf nach Hause. Sie hatte eine Menge zu verdauen.

Vorhänge an den Füßen

In einer Kleinstadt am Neckar lebt seit ihrem dreißigsten Lebensjahr Hertha Schmidtchen. Als Kinderkrankenschwester zog sie immer ihrer Berufung nach. Eigentlich war sie eine fränkische Pflanze. Ihre familiären Bindungen beschränkten sich auf die Familie ihres jüngeren Bruders. Die Geschwister mochten sich sehr. Wann immer es möglich war, reiste sie in ihre alte Heimat zurück. Dass Hertha nie einen Mann fand, ist für sie kein Thema. Sie habe dazu nie Zeit gefunden, sagt sie immer. Als Zuhörer beschleicht einen das Gefühl, dass sie schon traurig darüber ist. Wenn man sie im Umgang mit Kindern beobachtet, festigt sich der Verdacht. Aber sie habe genug Kinder in ihren Leben gehabt, tausende. Und wenn sie das so sagt, dann lächelt sie doch glücklich.

Hertha Schmidtchen ist siebenundachtzig Jahre und möchte jeden Abend nach Hause. Zu Hause im zweihundert Kilometer entfernten Bamberg würden die armen alten Leute besorgt auf ihr Kind warten. Sie habe ihnen schon genug Sorgen bereitet, sagt Hertha. Nun solle man ihr zeigen, wo ihr Auto steht. Im selben Moment bittet sie jemanden, ihr beim Aufstehen zu helfen und verabschiedet sich bei ihren Tischnachbarn. Ein Pfleger bringt ihr den Rollator. „Ach ja, das ist aber schön, dass Sie daran gedacht haben. Aber sagen sie mal, wie kommt man denn hier zum Bahnhof?"

In diesem Ort gibt es keinen Bahnhof. Frau Schmidtchen ist unglücklich. Es wird schon dunkel und sie müsse doch nach Hause. Der Pfleger verspricht ihr sie in ihr Zimmer zu begleiten. Neugierig liest sie ihm den wieder und wieder gesprochenen Satz von den Lippen ab. Dabei schaut sie mit lustigen Augen durch ihre große unmoderne Brille. Hertha Schmidtchen ist nahezu taub. Sie hört auch mit Hörgerät nichts. Sie merkt nicht einmal, wenn neben ihr eine Tür laut zuschlägt.

„Sie begleiten mich? Ja wo denn hin?" Der Pfleger schaut ihr direkt ins Gesicht und spricht den Satz erneut ganz langsam mit deutlicher Mimik. „Aha." Frau Schmidtchen scheint verstanden zu haben. „Sie begleiten mich zum Bahnhof. Das ist aber nett." Der Pfleger ist verzweifelt und schüttelt den Kopf. „In Ihr Zimmer." Hertha kann nicht glauben, dass sie hier sogar ein Zimmer hat. Dies sei doch nicht in Ordnung. Noch während sie mit dem Pfleger den Gang entlang läuft, hat sie ihr Vorhaben vergessen. Plötzlich erkennt sie den kleinen Teddy auf ihrem Bett und ihr Nachthemd. Die Welt ist wieder in Ordnung.

Sie lässt sich mühelos zum Gang ins Badezimmer überzeugen. Toilette, Waschen, Zähne putzen und Nachthemd anziehen. „Soll ich denn so rausgehen?" Der Pfleger schüttelt den Kopf. „Nein, ins Bett." Plötzlich findet Hertha gar nicht mehr, dass es spät ist. Sie sei noch nie so zeitig zu Bett gegangen. „Es ist gleich zwanzig Uhr." Überrascht schaut Frau Schmidtchen zum Fenster. Der Rollladen ist unten. „Tatsächlich, es ist schon ganz finster. So kann man sich täuschen."

Wackelig auf den Beinen und mit Latschen an den Füßen wird Hertha Schmidtchen zum Bett geführt. Der Pfleger schwingt sie mit einem Handgriff hinein. Trotz frühlingshafter Temperaturen legt er ihr zusätzlich eine dicke Decke über das Bett. „Es ist so furchtbar kalt hier drin. Wie lange muss ich denn hier liegen bleiben?" Der junge Mann schaut sie verständnisvoll an und spricht mit sanfter Miene. „Bis morgen früh halb acht." Auch, dass die Nachtschwester nach ihr schauen werde, erzählt er ihr und dass bald noch Frau Dautz, ihre Zimmernachbarin, ins Bett gehen würde. Hertha nickt. Anscheinend hat sie verstanden. Sie versteht aber nicht warum dieses hohe Brett an ihrem Bett ist. Sie könne da wohl kaum ohne Schwierigkeiten hinüber steigen.

Wie jeden Abend bekommt die Frau erklärt, dass dieses Brett für ihre Sicherheit da ist und sie einen Klingelknopf hat wenn sie Hilfe braucht. Die Nachtschwester würde nach ihr sehen - drei Mal.

Noch einmal hebt der Pfleger am Fußende die Bettdecke. Er zieht ihr die flauschig warmen Socken an. Sie sind weiß mit schmalen roten Ringeln. Neugierig schaut sich Hertha das Treiben an ihren Füßen an. Ihre Augen sind lustig. „Oh das ist aber schön, dass sie mir so wunderbare Gardinen an die Füße ziehen." Lächelnd deckt sie der Pfleger zu und wünscht ihr eine gute Nacht. In ein paar Minuten wird er mit Frau Dautz das Zimmer betreten und wie jeden Abend wird ihn Frau Schmidtchen dann strahlend begrüßen. „Guten Morgen. Das ist aber schön, dass ich jetzt aufstehen kann."

Alles gestrickt

Ein Bürgermeister ist in jeder Gemeinde ein angesehener Mann. Meist hat er eine besondere Stellung in der Gesellschaft, die ihm bei der Wahl unterstützt hat. So war das auch bei Helene Heims Mann. Er und seine Frau gehörten zu den fleißigen Häuslebauern im Ort. Sie hatten schon das zweite Haus gebaut und nun ein drittes für den Sohn angefangen. Wer sich so etwas leisten konnte, der musste ordentlich Gespartes zur Hand haben. So, wie das recht ist für einen Schwaben. Helene hatte von ihren Eltern zur Hochzeit genug finanzielle Ausstattung erhalten. Außerdem hatte sie, was selten war in der Gegend, Berufsausbildung und eine Anstellung als Textilarbeiterin. So konnte man sich erst einmal etwas schaffen. Die Kinder waren für später im Plan.

Helene Heim war eine stille Frau. Sie gehorchte zuerst ihren Eltern und später ihrem Mann. Ein Kind wollte er, aber nicht mehr. Am besten einen Sohn. Und den bekam er auch. Als Hans zum Bürgermeister gewählt wurde, erlangte seine Frau endlich auch etwas Geltung und löste sich vom puren Hausfrauendasein ab. Sie ging mehr unter die Leute und stand gern mit dabei, wenn es ums Neueste ging. Schließlich war sie ja nun wer und konnte mitreden.

Nach dem Frühstück dürfen die Bewohner unserer Station allesamt ins Wohnzimmer und sich dort einen gemütlichen Sessel heraussuchen. Mit den Leuten mit schwacher Blase gehen wir dann noch einmal zur Toilette. Helene Heim möchte sich manchmal darum drücken. „Nein, ich geh nett. Ich war doch erst." Sie hat ja Recht. Aber seit sie vor zwei Stunden das letzte Mal war, hat sie alles getrunken was irgendwo herum stand. Das können schon zwei bis drei Flaschen Sprudel sein. Wir stellen schon immer nur das Nötigste auf den Tisch, aber wenn nichts mehr da ist, dann trinkt Helene den Tee von Frau Hähnlein, die leider nicht mehr so schnell reagieren kann. Und wenn wir nicht aufpassen, dauert es nicht lang, hat auch Frau Dautz auf der anderen Seite keinen Kaffee mehr.

„Frau Heim, sie haben doch schon so viel getrunken." Ich nehme die halbleere Flasche vom Tisch. „Nein, das ist nicht wahr. Ich habe noch gar nix trunke. Du willst mir nur nix gebe." Sie tut mir Leid, wenn sie so schaut und glaubt verdursten zu müssen. Schnell versuche ich sie auf ein anderes Thema zu bringen. „Frau Heim, jetzt geht es los, wir gehen zusammen ins Wohnzimmer." Das Zauberwort „zusammen" stimmt sie friedlich. Sie liebt es mit jemandem eingehakt zu gehen. Das hat für sie etwas Vertrautes.

„Du darfscht Helene zu mir sagen. Sag doch net immer Frau Heim. Mir kennen uns doch nu schon so lang." Sehr oft habe ich dieses Angebot schon erhalten, täglich, genau wie meine Kollegen auch. Aber es geht nicht. Unsere Bewohner sind erwachsene Menschen, die würdevoll behandelt werden müssen. So steht es geschrieben.

Bei vielen meiner Bewohner habe ich starke Zweifel, ob das gut ist. In manchem Stadium der Demenz würde das vertraute Du vielleicht mehr Wärme geben. Aber die Geschäftsführung hat Recht, es gibt Kollegen, Ausnahmen wohlgemerkt, die das Du respektlos einsetzen. Wo soll dann die Grenze sein?

Ich biege mit Helene Heim kurz vor dem Wohnzimmer ab in Richtung WC. In diesem Moment hat sie vergessen, dass sie noch kurz zuvor meinte, erst da gewesen zu sein. „Gell, du hilfscht mir? Hilf mir doch emole." Natürlich helfe ich, immer, obwohl sie alles sehr gut allein kann. Hose runter und draufsetzen, spülen und wieder anziehen, Händewaschen. Alles erledigt Helene wie ferngesteuert. Ich kontrolliere nur, ob sie wirklich auf dem Toilettenbecken landet und welchen Erfolg das Ganze hat.

Wir gehen zusammen ins Wohnzimmer. „Ich bin so froh, dass du da bist. Weischt, was mei Hans gesogt hat? Wenn ich net bei dera Fra bloib, dann haut der mir de Popo voll." Helene Heim lacht verunsichert, während sie das sagt. „Verhauen tun wir aber nicht. Das macht man gar nicht. Sonst hauen wir mal dem Hans den Popo voll." Ich weiß, dass ich mich mit der Aussage ganz schön weit aus dem Fenster lehnte. Ich greife damit mehr oder weniger die Stimmung der Situation auf. Helene Heim lacht jedenfalls. „Dann soll er mal sehen, was er davon hat." Erleichtert hängt sie wieder an meinem Arm und lässt sich zu ihrem Sessel führen. Während sie sich hinsetzt, hoffe ich inbrünstig, dass dem Möbelstück heute eine Reinigung erspart bleibt.

Schon nach neunzig Minuten gehe ich wieder zu Frau Heim, um sie zum Toilettengang zu holen. Wieder hat sie dieselbe Ablehnung parat. „Nein, ich geh net. Ich war doch erst." Aber ihre kerzengerade Körperhaltung verrät mir, dass es mittlerweile schon schief gegangen ist. Sie fühlt genau, wenn ihr ein Missgeschick passiert und ist sofort eingeschüchtert. Sicher hat sie hin und wieder mal vorwurfsvolle Worte dafür geerntet. Denn manchmal könnte man wirklich verzweifeln. Ich sage nichts, wende mich erst anderen Bewohnern zu. Wenn ich Glück habe, steht sie in zehn Minuten auf, und wenn nicht, dann kann es sein, dass sie es sogar ablehnt zum Mittagessen zu gehen. Aber an diesem Tag ist es nicht so.

Helene Heim lässt sich zum Umkleiden in ihr Zimmer führen. Man merkt deutlich ihre Unsicherheit. „Ich bin so froh, dass Du gekommen bist. Weißt Du was mei Hans zu mir gesogt hat?" Ich weiß, und wie ich weiß. Unzählige Male habe ich das schon zu hören bekommen. Sie wiederholt oft wochenlang die gleichen Sätze. Aber heute ist etwas Neues hinzu gekommen.

„So, Frau Heim, jetzt setzen Sie sich mal auf Ihre Toilette. Ich hole frische Hosen aus dem Schrank." Während ich um die Ecke biege, fängt die Unglückliche an, ihre Hosen zu entsorgen.

„Die is aber noch net foicht." Zügig ziehe ich meine Handschuhe an und erledige die Angelegenheit. „Doch, aber das macht nichts, ich habe neue Kleider mitgebracht. Schauen sie mal, so eine schöne Hose." Helene strahlt mich an. „Gell, die is hübsch. Die hab ich selber gestrickt. Das hab ich bei Fram gelernt." Aha, denke ich, so fertigt man also Popeline-Hosen an. Lieber nicht widersprechen. Ich weiß, dass manche Demente dann fuchsteufelswild werden können.

Damit die frisch geschniegelte Frau zu ihrem Mittagessen kommt, klemme ich sie mir quasi unter den Arm und sause den Gang entlang in Richtung Speiseraum. Helene setzt sich auf den Platz, den ich ihr zuweise. Unsicherheit ist nicht mehr von Nöten. Von den zweiundzwanzig Essensgästen weiß keiner mehr, welche Hose Frau Heim vor fünf Minuten trug.

Nach dem Abendessen habe ich Helene wieder am Arm. Es ist nun Zeit fürs Bett. Sie liebt es im Bett zu sein, schläft gern und lang. In ihrem Badezimmer angelangt, helfe ich beim Anziehen des Nachthemdes. Mal sehen ob das mit dem Stricken noch Mal klappt. „Frau Heim, hier habe ich ihr Nachthemd. Das ist aber ein schönes Hemd." Und wieder strahlt mich diese Frau an. „Gell, das ist hübsch. Das habe ich selber gestrickt. Das habe ich bei Fram gelernt." Innerlich lache ich mich schlapp und stelle mir vor, wie jemand in einem selbstgestrickten Nachthemd aussehen würde. Ich nehme mich zusammen und antworte ruhig. „Aha, dann waren sie ja ganz schön fleißig." Stolz nickt sie.

Tags darauf kommt Besuch. Dieter kommt, Helene Heims Sohn. Er hat seine Frau dabei. Meist kommt die Schwiegertochter Helene allein besuchen. Dieter ist beruflich sehr beschäftigt, kommt nur selten. Aber dafür fehlt es seiner Mutter an nichts. Keiner der Bewohner hat so viel Kleidung im Schrank wie sie. Schuhe, Jacken, Federbett, was das Herz begehrt. Auch um die medizinische Betreuung müssen wir uns keine Sorgen machen. Was gebraucht wird, findet schnell den Weg zu uns.

Dieter Heim ist an diesem Tag eine ganze Stunde da. Helene freut sich.

Am Abend greife ich das Thema noch einmal auf. „Heute war ja Ihr Dieter da." Wie tausend Lichter strahlen Helenes Augen. „Gell, der is nett. Dieter is mei Einzger, den hab ich selber ge…" Kurz hält Helene inne. Ich denke so, was kommt jetzt um Gottes Willen. „Den hab ich selber gebore." Grinsend sitzt die Frau vor mir. Zum Glück hat sie nicht gesagt, das habe sie bei Fram gelernt. Ich hätte mich vor Lachen nicht mehr eingekriegt. Ich musste mir so schon das Grinsen verkneifen. Mann, oh, Mann! Beschwingt arbeite ich weiter, bringe Helene ins Bett und denke, wo käme man denn da hin, wenn jeder alles selber stricken könnte!

Zum Wohl

Einen, der jahrelang in Afrika war, den stellt man sich von Wüstenwind und Sonne gegerbt vor. Friedrich Brehmer ist so einer. Als Gefangener blieb er lange Zeit in Nordafrika hängen. Zwei Jahre vergingen, bis er seine Frau wiedersehen konnte. Groß, schlank und braungebrannt steht er eines Tages auf dem Heimatbahnhof. In der Zwischenzeit war viel passiert. Friedrich hat einen neuen Beruf gelernt, kennt sich sehr gut in der Verwaltung aus. Nun freut er sich auf die gemeinsame Zukunft mit seiner Frau. Doch die ist alles andere als glücklich über Friedrichs Heimkehr.

Friedrich muss feststellen, dass seine Ehefrau das lange Warten nicht ohne Mann durchgehalten hat. Er versteht das und gibt ihr eine neue Chance, obwohl ihn die ganze Sache sehr schmerzt. In der Wüste hat er von ihr geträumt, sich Kinder mit ihr ausgemalt und eine gute Arbeitsstelle, damit es schnell wieder bergauf gehen kann. Diese Träume will er nicht einfach aufgeben. Doch es wird nichts. Frau Brehmer kann den Anderen nicht vergessen. Sie will die Scheidung.

Friedrich hat Glück. Nach zehn traurigen Jahren rafft er sich noch einmal auf und lernt per Anzeige eine zwanzig Jahre jüngere Frau kennen. Sie wohnt zwar nicht in der Nähe, aber das macht ihm nichts aus. Gleich nach dem zweiten Brief, in dem die junge Rosi schreibt, ihn kennenlernen zu wollen, setzt er sich in den Zug. Er fährt nie wieder zurück, denn Rosi ist seine Liebe auf den ersten Blick, mit der er bald verheiratet ist. Sohn und Tochter sind Friedrichs ganzer Stolz und halten ihn jung.

Als Altenpflegeneuling durfte ich Herrn Brehmer noch nicht versorgen. Friedrich Brehmer war ein Fall für Fachkräfte wurde mir gesagt. Er konnte kaum noch etwas sehen und war ziemlich wackelig auf den Beinen. Außerdem hatte er nach langen Schwierigkeiten durch Entzündungen im Intimbereich einen sogenannten suprapubischen Katheder erhalten. Ein künstlicher Ausgang der Blase durch die Bauchdecke. Wir nannten es nur Puffi.

Eines Tages ereilte mich aus Gründen des Personalmangels doch recht schnell die Aufgabe, Herrn Brehmer morgens aus dem Bett zu holen und wie üblich zu versorgen. Friedrich Brehmer lag wach im Bett, auf dem Rücken und krakeelte. Dabei rieb er sich die Augen. „Ich bin blind. Ich kann nichts sehen!" In dem Zimmer musste man auch glauben, das zu sein. Das Fenster war dicht.

Nachdem ich die Jalousie aufgezogen hatte, konnte ich das Malheur sehen. Friedrich war nicht nur blind, weil es finster im Zimmer war, sondern weil er sich die Hautschutzcreme aus seinem Nachtschrank in die Augen gerieben hatte. Und nun hatte der Arme den Kleister überall. Eigentlich war Friedrich bisher noch nie auf die Idee gekommen, sich selber etwas in die Augen zu geben. In der Altenpflege ist jedoch nichts unmöglich.

„Janett, bist du da?" Ich war nicht Janett. Er meinte seine Tochter. „Nein, ich bin die Pflegeschülerin." Gut hören konnte Friedrich leider auch nicht mehr. „Was ist drin?" Ich musste mich erneut vorstellen. „Guten Morgen, Herr Brehmer." Jetzt richtete er sich auf, reichte mir höflich die Hand. „Guten Morgen, Herr Doktor." Mir war nicht klar, dass meine Stimme so wirken konnte und ich war verblüfft. „Herr Doktor, die Salbe taugt nix. Wie lang soll ich die noch nehme?" Tief Luft holen, dachte ich. „Sie bekommen eine neue Salbe." Friedrich war erfreut. „Das wird aber auch Zeit. Ich sehr schier gar nix."

Herr Brehmer hatte künstliches Augenwasser zum Einträufeln. Davon erhielt er jetzt eine volle Ladung von mir zum

Ausspülen. „So was, ich bin aber froh, dass sie gekommen sind. Es wird langsam besser." Prima, die erste Spontanheilung. Ich senkte das Bettgitter und half dem Mann, damit er sich auf die Bettkante setzen konnte.

Schon suchte er nach seiner Kleidung. „Halt, wir müssen erst ins Bad zum Waschen." Meine Sätze waren mittlerweile lauter geworden. So verstand mich Friedrich Brehmer besser. Mit dem Rollator tippelte der eins-neunzig große hagere Mann vor mir her, die Arme breit gestellt wie beim Motorradfahren. Ich platzierte ihn direkt vorm Waschbecken. Trotz seines hohen Alters war er bemüht, möglichst viel selbst zu übernehmen. Nur die Nassrasur, die nahm ich ihm aus Sicherheitsgründen ab. Und er genoss es wie Streicheleinheiten.

Noch schnell Aftershave auftragen. „Hm, Janett, das hast du aber gut gemacht." Sollte ich den Mann schon wieder aufklären, dass ich nicht seine Tochter war? Ich ließ es bleiben. Sollte er es eben genießen. So schlimm empfand ich das nicht. „So, und nun auf zum Frühstück!" Ich stellte den Rollator griffbereit. „Frühstück? Um diese Zeit gibt es kein Frühstück mehr." Er hielt das Handgelenk dicht vor die Augen, schaute auf seine Armbanduhr. Er hatte Recht. Die Uhr war auf halb zwölf stehengeblieben. Erstaunlich, das konnte er erkennen. „Ihre Uhr ist stehengeblieben." Fragend schaute er in meine Richtung. „Schon wieder?" Nein, immer noch. Seit Wochen wartete er darauf, dass jemand die Uhr reparierte. Hoffentlich hatte Janett bald dafür Zeit.

Wir liefen zur Tür hinaus. „Und jetzt?" Friedrich rief laut. Er wusste nicht in welche Richtung. „Nach links und immer geradeaus." Er wackelte los mit seinem Rollator, hemdsärmelig, als wollte er dringend etwas erledigen. Unterwegs wurde er aufgehalten von Johanna, einer Bewohnerin aus demselben Gang: „Guten Morgen, Schätzelein. Wie geht es Dir denn?" Entzückt blieb Friedrich stehen. Diese lieblichen Klänge mochte er über alles. Raue Töne waren ihm zuwider.

Wir hatten Johanna neben ihm platziert. Die beiden hatten sich gesucht und gefunden. Küsschen hier und Küsschen da. „Schätzelein, nu trink doch noch was und nimm noch ein Stück von meinem Kuchen." So ging das immerzu.

An diesem Tag hatte Friedrich großen Durst. Laut rief er über seinen Tisch. „Krieg ich noch ebbes?" Er konnte gleich ungeduldig werden. „Ja, sofort." Ich reichte ihm seine dritte Tasse Kaffee. Mit einem Zisch war der Kaffee ausgetrunken. „Krieg ich noch ebbes?" Sofort lief ich wieder los und reichte ihm ein Glas Wasser. In der Zwischenzeit hatten alle gefrühstückt und Karin, unsere Haushaltshilfe räumte die Tische ab.

Plötzlich schrie Friedrich. „Au, au, meine Augen. Ich seh nix. Ich seh nix." Beim Naschen klaren Zuckers hatte er das Fässchen verwechselt und statt Zucker Salz am Finger. Zu allem Unglück griff er sich damit in die Augen. Da wir nicht gleich losrennen konnten, passierte in gleichen Moment das nächste Unglück. Friedrich schraubte das Pfeffernäpfchen auf und setzte an daraus zu trinken. Ich konnte gerade noch zugreifen bevor er alles runter kippte. Und er? Er schimpfte wie ein Rohrspatz. „Nu lass mir das doch. Ich hab de ganze Tag noch nix trunke." Schnell schob ich ihm sein Wasserglas hin und beseitigte die Gewürze.

Nun mischte sich auch noch Johanna Kluge ein. Sie fand es „empörend", dass ich dem armen Mann die Flasche weggenommen hatte. Ich war ratlos. Die Morgentoilette und der Gang zum Frühstück waren für Herrn Brehmer sicher heute zu anstrengend gewesen. Ich entschied mich, den Mann in seinen Ruhesessel zu bringen. Dort konnte er die Füße hoch legen und ein wenig dösen. Kaum lag er darin, war er friedlich. „Ich danke Dir, Janett. Du bist die Beste." Geschafft. Nun konnte ich mich der nächsten großen Aufgabe in aller Ruhe widmen.

Flach gelegt

Auch wenn es heute keiner mehr glauben will, in Deutschland wurden vor einigen Jahrzehnten noch vielerorts Zigarren hergestellt und auch Tabak angebaut. In den kleinen Zigarrenfabriken arbeiteten meist Frauen. Gertrud Kiefer begann schon als Zwölfjährige in einer solchen Fabrik zu arbeiten. Sie durfte die Tabakblätter zuschneiden, die kleinen Äste daraus entfernen. Wenn dann Jahrmarkt in der Stadt war, wurden die kleinen Holzkisten mit den begehrten Tabakwaren auf einen Handwagen gepackt. Gertrud erzählt später oft davon, wie sie bei jedem Wetter in die nahegelegene Stadt zog um diese kleinen Kisten zu Geld zu machen. Einmal, im eisigen Winter, sei sie mit der ganzen Ladung in den Straßengraben gerutscht und alle Zigarren durcheinander gefallen.

Mit der Zigarrendreherei war Schluss, als Gertrud mit Herbert versprochen war. Es musste schnell geheiratet werden, denn ein Kind war schon unterwegs. Nach der Geburt der ersten Tochter blieb Gertrud wenig Zeit zum Gelderwerb, denn ehe sie sie es sich versah, war sie wieder schwanger. Die zwei Töchter und eine Arbeit gingen freilich nicht unter einen Hut. So blieb ihr nur übrig, den kleinen Garten am Haus zu bestellen, um wenigstens nicht alle Nahrungsmittel kaufen zu müssen.

Die kleine Familie lebte zufrieden bis zu dem Tag, an dem die älteste Tochter in der Stadt von einem Auto angefahren wurde. Alles Hoffen und Bangen half nichts. Das Mädchen starb mit sechzehn Jahren. Jedes Mitglied der Familie verarbeitete den Tod der Tochter auf seine Weise. Die Schwester verzog sich oft zu den Großeltern, der Vater Herbert ging ins Wirtshaus und Gertrud saß zuhause am Fenster und war mit ihren Gedanken weit weg.

Irgendwie konnte Gertrud nicht wieder Tritt fassen. Ihre jüngste Tochter war zwar lieb, aber nicht gut in der Schule und Herbert blieb immer länger in der Kneipe hängen. Depressionen stellten sich ein. Oft blieb Gertrud tagelang im Haus, ging nicht einmal einkaufen, schickte lieber die Tochter. Und so ging das jahrelang, bis das einzige Kind erwachsen war und auszog. Es sah ganz so aus, als würde Gertrud niemals den Verlust ihrer Ältesten verwinden.

Im Altenpflegeheim „Am Wengert", nicht weit vom alten Tabakschuppen, ist Gertrud Kiefer eine der beliebtesten Bewohnerinnen. Auch, wenn sie manchmal gar zu viel jammert, sie ist einfach so liebenswert, dass ihr keiner böse sein kann. Gertrud ist die erste Bewohnerin im Heim, die ich überhaupt in meinem Pflegerinnendasein pflegen darf.

Die Chefin hatte sich etwas dabei gedacht, als sie mich an meinem ersten Arbeitsmorgen mit zu Gertrud nahm. Später war mir auch klar was. Frau Kiefer war die unkomplizierteste Bewohnerin der Station. Sie reagierte wunderbar auf alles, was wir im Pflegealltag Anleitung nennen. Und Gertrud Kiefer musste angeleitet werden. Trotz ihrer körperlichen Fitness war die 85-jährige enorm gehandicapt, nämlich durch ihre ausgeprägte Demenz. Jeder Handgriff war ihr bekannt, aber der Ablauf kam ständig durcheinander. Manches wurde mehrmals, anderes gar nicht erledigt und oft gerieten Dinge in unpraktische Reihenfolge. Für mich als Pflegeschülerin ein guter Einstieg.

„Guten Morgen, Frau Kiefer. Zeit zum Aufstehen." Wir betraten das Zimmer, in dem Gertrud laut Aussage vom Nachtdienst seit Stunden wach gelegen hatte. „Guten Morgen. Ich steh nicht auf. Ich bleib liegen." Meine Wohnbereichsleiterin beugte sie zu ihr ans Kopfkissen herunter. „Bald gibt es Frühstück. Die Anderen sitzen schon draußen." Gertrud zuckte nicht. „Mir isch's egal." Die Frau lag eingekringelt wie ein Kind unter ihrer Decke. Wir ließen sie liegen. „Na gut, dann kommen wir später noch einmal." Es hatte keinen Zweck, Frau Kiefer hätten wir nicht einmal bis zum Waschbecken bekommen, geschweige denn in die Klamotten. Was für einen Sinn sollte es haben die Frau zum Aufstehen zu zwingen?

Meine Chefin erklärte mir, dass das alles nicht so einfach wäre, denn eine demente Patientin wie Gertrud hatte oft mit der sogenannten Tag-Nacht-Umkehr zu kämpfen, würde am Tag schlafen und nachts mobil werden. Generell sei dagegen nichts einzuwenden, wenn nicht die Gefahr des Sturzes in der Nacht wäre oder die des sich Verirrens. Im Heim gab es nachts nur zwei Kollegen und die waren für alle Stationen zuständig, konnten sich also nicht immer nur um Gertrud kümmern. Es war also sinnvoll, die Bewohnerin jeden Morgen zu wecken und zu mobilisieren, damit sie nachts schlafen konnte und dadurch ihren Tagesrhythmus behielt.

Nachdem wir Gertrud Kiefers Zimmer den Rücken gekehrt hatten, wendeten wir uns einem anderen Bewohner zu. Das ging jedoch nicht lange gut. Bald war Tumult auf dem Gang zu hören. „Wo soll ich denn hin? Ist da jemand? Hallo! Hallo?" Gertrud hatte es sich anders überlegt. Wir kehrten zurück. Barfuss und im Nachthemd schlurfte die kleine untersetzte Frau über den Gang. Sie hatte ihre Brille natürlich auch nicht gefunden. Die Haare standen auf Sturm. Unterm Nachthemd zeichnete sich ihre Zellstoffsicherheit gegen Inkontinenz in Höschenform ab.

Als sie uns erblickte, stürmte sie gleich los. „Sie, wo soll ich hin?" Dabei betonte sie das i auf mädchenhaft hohe Weise. „Frau Kiefer, jetzt gehen wir erst mal ins Bad zum Waschen und dann können Sie sich anziehen." Die Chefin nahm die Frau an der Hand, die nun willig neben ihr her tappte. „Aber ich habe doch nichts. Ich habe keine Kleider." Gleich fing sie auch noch an zu weinen wie ein Kind.

In ihrem Zimmer angekommen zauberte die Kollegin Gertruds Sachen aus dem Schrank. Sie sprach Frau Kiefer wie jede Pflegekraft meist persönlich an. Das war abgesprochen. Sie war dadurch tatsächlich besser zu erreichen. „Gertrud, hier sind deine Sachen drin. So viele Hosen und Blusen, die kannst Du gar nicht auf einmal anziehen." Gertrud war beruhigt. „Ach ja, das hab ich gar nicht gewusst. Das ist mir aber recht." Ich beobachtete die beiden, wie sie sich nun im Badezimmer zu schaffen machten. Gertrud folgte aufmerksam den Hinweisen zum Waschen.

Abgucken sollte ich mir was. Und was bitte? Mir war schon nach wenigen Stunden im Pflegeheim klar, wie das zu laufen hatte. Hilfe zur Selbsthilfe. Die Bewohner sollten so viel Unterstützung erhalten wie nötig - und nicht wie möglich. Und was zur Körperpflege dazu gehörte, das wusste doch jeder, oder? Ich wusste, das stimmte nur bedingt. Im Laufe meiner Ausbildung konnte ich mir dazu einen Überblick verschaffen. Nur gab es Dinge, die konnte einem niemand beibringen. Entweder sie waren da oder nicht.

Nachdem Gertrud fertig angezogen war, durfte ich sie in den Speisesaal begleiten. „So, Frau Kiefer. Na, dann gehen wir mal zum Frühstück." Einen Schritt trat sie aus ihrem Zimmer. „Wann kommen denn meine Eltern?" Oh, damit hatte ich nicht gerechnet. „Ähm, Besuch kommt sicher erst am Nachmittag." Nachmittags kam jeden zweiten Tag Besuch, nämlich Katrin, ihre Tochter. „Kommen Sie, da sitzen schon Leute am Tisch." Ich nahm Gertrud an die Hand. „Kenne ich die?" Im Laufen überlegte ich die Antwort. „Schauen sie mal, den Herrn Wendörfer kennen sie bestimmt. Der sitzt immer neben ihnen am Tisch."

Von Weitem rief Thomas Wendörfer schon. „Ach Gertrud, da bist du ja endlich." Schon waren alle Zweifel beseitigt. Eilig stürmte sie auf ihn zu, als würden sie sich schon ein Leben lang kennen. Herr Wendörfer war fünfunddreißig Jahre jünger als

Frau Kiefer. Er saß im Rollstuhl. Beide Knie waren kaputt. Oft, wenn er in den Hof fuhr, nahm er Gertrud mit, damit sie mal frische Luft schnuppern konnte. Sie folgte ihm wie ein Schatten. Irgendwie war daraus eine richtige Beziehung geworden.

Wenn Thomas Wendörfer einmal nicht in Sichtweite war, dann rannte Gertrud den Gang auf und ab. „Sie, haben sie meinen Mann gesehen?" Wir wussten, wen sie damit meinte. „Der kommt gleich wieder, der ist nur eine Zigarette rauchen gegangen." Immer hatte der Mann auch keine Lust auf Gertrud im Schlepptau.

Auch heute irrte Frau Kiefer wieder ratlos umher. „Mein Mann ist weg. Er ist zu der alten Schrunzel unten im Dorf gegangen." Gertrud hatte aus dem großen Flurfenster hinunter in den Hof geschaut. Thomas Wendörfer stand mit seinem Rollstuhl vor dem Haus und rauchte mit einer älteren Bewohnerin eine Zigarette. Hach, die Eifersucht ist eine Leidenschaft, die mit Eifer sucht, was Leiden schafft.

„Frau Kiefer, kommen sie mal zu mir, ich habe etwas für sie." Meine Chefin hatte soeben eine gesponserte Schachtel Pralinen geöffnet und bot Gertrud Kiefer eine davon an. Weinend kam sie herzu. „Ich will zu meinen Eltern." Schwupps, hatte meine Kollegin ihr eine Praline in den Mund geschoben. „So, Frau Kiefer, jetzt setzen sie sich mal hin und essen sie erst mal die Schokolade."

Minuten später rollte Thomas Wendörfer aus dem Fahrstuhl. Sofort hatte ihn Gertrud wieder am Wickel. Wir waren zwar froh darüber, aber wir hatten auch gemischte Gefühle. Auch wenn Herr Wendörfer noch ziemlich jung war, irgendwann musste ihm das Ganze auch mal auf die Nerven gehen.

Kurz vorm Mittagessen hatte Frau Kiefer wieder ihren Weinanfall. Sie stand seitlich im Gang. Ich sah sie vom Speisesaal aus. Wieder fragte sie jeden; „Haben sie einen Mann gesehen?" Hier gab es viele Männer. „Welchen Mann meinen Sie?" Vom hintersten Zimmer kam meine Chefin den Gang entlang geeilt. Schnell wollte sie an Gertrud vorbei. Als sie auf selber Höhe mit dem heulenden Elend war, streckte Gertrud urplötzlich ihren Arm heraus.

Es war wie in einem Slapstick. Gertrud Kiefers Arm schlug der Chefin genau vor die Brust und legte die junge Kollegin flach, klassisch, wie in einem Wrestlingkampf. Mit einem dumpfen Knall war sie zu Boden gegangen, lag nun der Länge nach auf dem Rücken und wusste nicht wie ihr geschehen war. Mein Zwerchfell zuckte. Ich musste lachen. Aber andererseits war Hilfe geboten. Außer mir war noch eine Assistentin in der Nähe. Wir erreichten beide die K.O.-Geschlagene, als sie schon im Begriff war aufzustehen.

Gertrud Kiefer stand da wie ein Unschuldslamm und piepste mit hoher Stimme. „Die Frau ist hingefallen." Ja, das hatten wir bemerkt. Mir kam plötzlich die Idee nachzufragen. „Frau Kiefer, haben Sie gesehen wie das passiert ist?" Mit teilnahmsloser Miene, die Schulter zuckend, antwortete sie; „Nein, ich habe nichts gesehen." Und als ob es nichts Wichtigeres gäbe, setzte sie ihre Fragerei fort. „Sie, mein Mann ist fortgegangen. Wissen Sie, wo er hin ist?"

Die gestürzte Chefin hatte sich zum Glück nichts getan. Kopfschüttelnd lief sie davon. Ab sofort waren wir alle etwas vorsichtiger in Gertruds Nähe. Ihr Judotrick sorgte im ganzen Heim für Furore.

Weltuntergang

Nicht weit vom Bayreuther Zentrum entfernt befand sich in den Kriegsjahren eine kleine Druckerei. Handwurfsendungen, Eintrittskarten und Formulare wurden hier angefertigt. Die Druckereigehilfin Christel Otto hatte fünfzehnjährig dort ihren Dienst angetreten. Nach und nach sollte sie in die Buchhaltung eingearbeitet werden. So richtig lag ihr diese Tätigkeit zwar nicht, aber ihr Pflichtbewusstsein und ihr mathematisches Talent halfen ihr über die Klippen.

Dazu kam noch, dass es da eine Neckerei gab mit dem Druckergesellen Siegfried. Einerseits fand Christel das ganz nett, andererseits lenkte sie das enorm ab. Der alte kauzige Druckereibesitzer war darüber nicht erfreut, drohte mit Entlassung. Die jungen Leute versuchten also die Aufmerksamkeit des Chefs nicht unnötig zu wecken und trafen sich nach Dienstschluss.

Da selbst eine Großstadt wie Bayreuth auch nur wie ein Dorf ist, gab es bald Gerede. Was sollte also geschehen? Siegfried war fast achtzehn Jahre alt. Eigentlich noch nicht unbedingt Zeit zu heiraten. Doch der Einberufungsbescheid würde nicht mehr lange auf sich warten lassen. Dass Christel erst sechzehn war, stellte nicht unbedingt ein Problem dar. Christels Vater hatte bei einem Unfall im Bahnbetriebswerk einen Fuß verletzt, humpelte seither. Seit einigen Jahren war er Witwer und verdiente sein Geld als Milchwagenfahrer. Weitere zwei Töchter lebten im Haushalt. Ihm war somit jeder Brotesser weniger recht.

Wie es vielen jungen Menschen ging, so geschah es auch mit den zwei frisch Verlobten. Der Frontbefehl kam schneller als ihnen lieb war. Treueschwüre, Hochzeitsversprechen, Träume von Kindern, Haus und Garten. Nichts wurde daraus.

Nicht einmal bis zum ersten Heimaturlaub überlebte Siegfried. Die Nachricht erhielt seine Mutter und die dachte in ihrem Kummer nicht daran, dass Christel sich ebenfalls sorgte. Durch Zufall erfuhr sie von dem Unglück in der Druckerei.

Sehr geschäftig läuft Christel Otto durch den eingezäunten Garten im Pflegeheim. Große Bäume spenden Schatten. Sträucher lassen vergessen, dass es sich hier um einen geschützten Bereich handelt, der nur von Wissenden durch ein Codeschloss betreten und verlassen werden kann. Die Sommerblumen stehen in voller Blüte. Das Gemüse lockt zum Ernten. Äpfel hängen an den Bäumen und sogar der Wein wächst. Frau Otto hat den Garten schon längst als den ihren angenommen. Täglich läuft sie unzählige Runden, um nach der Ordnung zu schauen. Alles was der Wind umher bläst, sammelt sie auf. Manchmal fegt sie stundenlang emsig trockene Blätter.

Christel Otto ist nicht immer so ausgeglichen. Problematisch wird es, wenn ihr jemand einen Floh ins Ohr gesetzt hat, zum Beispiel einer der teilweise klaren Mitbewohner. „Haben sie auch schon herausgefunden, dass man hier nur mit einer Geheimnummer raus kann?" Dann schaut sich Frau Otto ihre Umgebung ganz betroffen an. „Ist das wirklich wahr?"

Sie wartet nicht auf Antwort, sie macht sich sofort auf die Suche nach einem Ausgang, rüttelt an den Toren und drückt auf den Tastaturen herum. Schnell wird ihr klar, dass es der Wahrheit entspricht was ihr geflüstert wurde. Verzweiflung macht sich breit. Bald kommt sie zum Pflegepersonal. „Sie, ich habe doch meinen Arzttermin. Ich soll doch operiert werden. Wie komme ich denn hier raus?" Frau Otto bekommt jedes Mal eine Antwort. „Arztvisite ist meistens montags. Heute ist erst Donnerstag. Wir geben Ihnen Bescheid wenn es soweit ist." Dann ist sie erst einmal zufrieden.

Aber wir wissen, die Unruhe steckt jetzt in ihr drin und wird sie bis zur Nachtruhe nicht mehr loslassen. Auch heute ist das so. Ihr lautes Heulen dringt aus dem Garten ins Dienstzimmer. Meine Kollegen versuchen sie mit Arbeit und Gesprächen abzulenken. Ich weiß, es wird alles nichts helfen. Am späten Abend wird sie sich entweder in den Schlaf heulen oder umherirren und ihre Habseligkeiten suchen.

Der Nachtdienst hat dann alle Hände voll zu tun. Denn Christel erkennt alles, was in irgendeinem Zimmer ist, sofort als ihr alleiniges Eigentum. Egal ob die Schuhe zwei Nummern zu klein sind, sie zieht sie an. Einmal empörte sie sich, dass jemand ihr Nachthemd zu heiß gewaschen hätte. Es sei zu eng. Es war wirklich zu eng, weil es nicht das ihrige war. Morgens weiß niemand mehr, was wo hingehört. Da Christel heute wirklich nicht zu trösten ist, und sogar einen Stuhl an den Gartenzaun stellt, um hinüber zu klettern, erhält sie die vom Facharzt dafür verordnete Bedarfsmedizin. Bald wird das ihre Angst eindämmen.

Lange Jahre hatte es gedauert, bis sich jemand dazu durchgerungen hatte, der armen Frau mit Hilfe von Medikamenten Erleichterung zu verschaffen. Mancher würde sich fragen, was ist denn dabei, wenn die Frau raus will. Grundsätzlich ist dagegen nichts einzuwenden, wenn sie wieder zurück finden würde. Aber das kann sie schon seit Jahren nicht mehr, vor allem auch nicht gefahrlos.

Christel Otto zog vor zwanzig Jahren in die Nähe ihres Neffen. Eigene Kinder hatte sie nie. Ihr Versuch einer Ehe mit einem Schulfreund war kurz und kinderlos geblieben. Der Sohn ihrer Schwester war ihr lieb und teuer, vielleicht weil er ihr in vielem so ähnlich war. Wer ihn nicht kannte, konnte denken, dies sei Christel Ottos leiblicher Sohn.

Werner Kraft, der Neffe, war selbst bereits im Ruhestand und nahm gern die Verantwortung auf sich. Doch er hätte sich im Leben nicht träumen lassen, was alles auf ihn und seine Frau zukommen würde.

Christel Otto fuhr früher gern mit der S-Bahn in die Stadt. Sie erledigte dann dies und das, ging einkaufen und gönnte sich ein Plätzchen auf einer Parkbank. Nicht weit gab es ein Schloss und viele Weinberge. Da lief sie bis zum Dunkelwerden und erfreute sich an den Leuten, die sich unterwegs gern auf ein Schwätzchen einließen.

Zuhause angekommen rief sie immer gleich ihren Neffen an. „Ich bin wieder daheim." Herr und Frau Kraft registrierten das und gut. Eines Tages fiel ihnen aber auf, dass die Tante nicht nur zwei Mal in der Stadt gewesen war, auch nicht drei Mal, sondern ganze vier Mal. Sie fanden das merkwürdig und fragten nach. „Ach, ich hatte meinen Geldbeutel irgendwo hingelegt und wusste nicht wo. Ich hatte keine Ruhe, bis ich ihn wieder fand." So, so.

Nachdem solche Ereignisse immer öfter auftraten, nahm sich Werners Frau vor, mit der Tante ein offenes Wort in Sachen Arztbesuch zu sprechen. Tatsächlich willigte Christel Otto ein. Ihr war die Verbindung zum Neffen und seiner Frau ganz wichtig und wenn sie vielleicht krank war, dann brauchte sie diese noch viel mehr. „Ach, krank bin ich bestimmt nicht. Mir tut ja nichts weh, aber wenn ihr unbedingt wollt, dann gehen wir eben. Es kann nicht schaden."

Die Diagnose war beim ersten Termin schon eindeutig. Demenz. Der Arzt riet einen Notar einzuschalten. Werners Frau sollte eine Gesundheitsvollmacht übertragen bekommen. „Brauchen wir das denn jetzt schon?" Der Arzt runzelte die Stirn. „Wie oft wollen sie nachts noch aus dem Bett geklingelt werden, weil ihre Tante keine Zugverbindung mehr hat?" Er hatte Recht.

Die paar Wochen, bis im Heim ein geeigneter Platz frei wurde, waren spannend. So viele Tagesfahrscheine wie tägliche S-Bahnverbindungen hin und her hatte Christel gekauft und mindestens genauso viele Christstollen. Alles war voll mit Stollen in ihrer Wohnung, der Kleiderschrank, der Kühlschrank, der Schuhschrank, die Badewanne, die Wäschetruhe, das Kellerregal, einfach alles.

„Eines Nachts, es war kurz nach zwei Uhr, rief sie mich aufgeregt an." So schilderte es uns die Angehörige. „Sie war außer Atem und total bestürzt. Sie erzählte mir, dass sie soeben aufgestanden sei, um Frühstück zu machen. Als sie die Fensterläden aufgeklappt hätte, sei alles stockfinster gewesen. Irgendetwas ganz Furchtbares müsse geschehen sein. Erst als ich ihr sagte, wie spät es ist, war sie wieder beruhigt. Aber sie fand es unglaublich, dass gerade ihr das passiert sei."

Im Pflegeheim fand Christel Otto ihre Ruhe, als die Medikamente des Facharztes endlich ihre volle Wirkung entfalteten. Der Drang wegzufahren und etwas zu erledigen, kam nur noch selten. Sie war beseelt von der Angst, nicht genug zu essen oder zu kleiden im Schrank zu haben, nichts kaufen zu können oder unnütz zu sein. Im Heim gab es rund um die Uhr Menschen, die sie daran erinnerten, dass es bald eine Mahlzeit gebe, die obendrein bezahlt war, dass genug Bekleidung im Schrank liege und ihr Geld gut vom Neffen bewacht werden würde.

„Frau Otto, darf ich sie zum Essen einladen." Gern ließ sie sich auf diese Einladung ein. Nach den Mahlzeiten drehte sie im Garten ihre Runde oder kam der Bitte nach, beim Abräumen zu helfen. Mit gleichgesinnten Gesprächspartnern saß sie gern auf einen Plausch in einer Ecke. Sie vergaß aber nie sich abzumelden. Mit krakeliger Schrift stand einmal auf einem Papiertaschentuch in ihrem Zimmer: „Bin Sonntag wieder zurück. Christel."

Sprechdurchfall

Keiner weiß heute mehr, was Alma vor siebzig oder achtzig Jahren erlebt hat. Niemand gibt darüber Auskunft, denn die Menschen, die sie ehemals umgaben, sind fort. Gestorben, zurückgezogen oder durch Almas Einzug ins Heim verloren gegangen. Das ist für Alma unerträglich. Sie weiß nicht, was mit all den Leuten geschehen ist. „Wo sind die denn alle, Herrgottnochamol?!" Doch besonders schlimm ist der Verlust des Kontaktes zu ihren Kindern. Jürgen und Karin melden sich seit Jahren nicht mehr. Sie lehnen sogar jeglichen Kontakt ab, haben einen gesetzlichen Vertreter dafür beauftragt. Wie das soweit kommen konnte? Das wird wohl keiner richtig wissen.

In unserem Arbeitsalltag begegnen wir öfter mal so einem Schicksal. Wenn eines Tages vom Arzt die Diagnose Demenz oder Alzheimer gestellt wird, sind meist schon viele Jahre ins Land gegangen in denen die Krankheit mit Wesensveränderungen und Depressionen als erste Anzeichen den Familienfrieden störten. Besonders schwer zu verstehen ist das für erwachsen gewordene Kinder der Patienten. „Wieso ist meine Mutter plötzlich misstrauisch mir gegenüber?" Die Patienten beginnen vielleicht Gegenstände zu verstecken, empfangen keinen Besuch mehr oder kleiden sich nachlässig. Die Mutter hatte einst immer das Zepter in der Hand, war eine tolle Frau und beliebt. Aber nun kommen nicht einmal mehr die Nachbarn um sich Zucker zu borgen.

In Almas Fall können wir erahnen wie die Abkapselung der Kinder vonstatten gegangen sein muss. Wir werden täglich von ihrem Misstrauen überrascht, das umhüllt ist von vorwurfsvollem Gequassel, unverständlich und anstrengend. Rund um die Uhr fordert sie Hilfe ein, für jeden Handgriff und Gesellschaft für jede Minute. Soll sie ihre Tabletten nehmen, so wolle sie einer vergiften, meint sie jedenfalls. Wenn wir sagen es gibt Essen, sie solle sich an den Tisch setzen, winkt sie ab. „Was wird's denn groß geben als bloß wieder Gelwerübensupp! Hat's denn kei Keksle?"

„Schwester, so helfen sie mir doch! Ich kann doch nicht allein." Krampfhaft hält sich Alma Waiblinger, die sich selbst auch „Waiblingere" nennt, an jedem erreichbaren Gegenstand fest. Wenn jemand sie bittet mitzukommen, knickt sie in den Knien sofort ein. „Ich kann doch nett. Ich hab Malheur mit dene Fies. Ich muss naa hocke." Hinsetzen will sie sich. Doch sie sitzt nicht lang. Sobald man aus dem Blickfeld ist, steht sie auf und schlurft umher, spricht jeden um Hilfe an, sucht nach einem „Brot mit Butter" oder „Kekslen".

Manchmal entdecken wir Alma in einem falschen Bewohnerzimmer. Sie findet an allem Möglichen Gefallen, identifiziert alles, was sie findet, als Gegenstand, der von ihr schon längst verloren geglaubt sei. Manchmal versucht sie Schuhe anzuziehen, die ihr zwei Nummern zu klein sind und flucht über die Schwester, die diese schrumpfen ließ. Bestimmt habe sie ihre kostbaren Schuhe in heißes Wasser getaucht. „Das waren meine Einzigen. Was soll ich denn nun machen? Ich kann doch net so rumlaufa!"

Oft erzählt sie von ihrem großen Verlust. Schränke voll habe sie besessen. Kein einziges Stück Kleidung sei ihr geblieben. Mehrmals bin ich mit ihr zum Schrank gegangen und habe ihr ihre Wäsche gezeigt. „Das ist alles net meins. Wer weiß, wer sich das unter den Nagel gerissen hat." Nackt müsse sie rumlaufen. Das habe sie nicht verdient.

Wer da nicht ahnt, wie sich die letzten Lebensjahre vor dem Heimeinzug zugetragen haben müssen, ist mit Blindheit geschlagen. Dieses Misstrauen kommt nicht über Nacht. Es ist manifestiert und allgegenwärtig. Irgendwann vor Jahren nahm es schleichend seinen Einzug in das Wesen der Frau. Wer weiß, wann. Sie selbst erlebt den Diebstahl ihres Geistes wahrhaftig, als Verschwörung ihrer Umwelt und fühlt sich damit alleingelassen. „Wenn doch bloß meine Kinder wieder da wären…"

Jeder unserer Kollegen ist von solch einem Patienten enorm gefordert. Zehn Tage Dienst am Stück und immer die „Waiblingere" drumherum, das hält niemand auf die Dauer unberührt aus. Schmerzmittel sorgen dafür, dass Frau Waiblinger trotz ihrer Gelenkschmerzen mobil bleibt und im Wohngeschoss umherwandern kann. So gibt es die Chance, sich aus dem Weg zu gehen. Wir haben sie dennoch stets im Blick, denn ihre Art ist riskant.

Andere Bewohner empfinden sie als aufdringlich und störend. Kein Wunder, sie isst ja auch von jedem Teller. Schnell kommt es vor, dass jemand von den anderen Demenzkranken die Hand erhebt. Auch ein Bein wird gern mal gestellt. Doch Alma fühlt sich zu Unrecht bestraft. Jemand habe das Essen, was für sie bestimmt war, weggenommen. Da sei es doch nur recht und billig, wenn sie von den anderen isst.

Wir lieben unsere Bewohner. Jeder hat seine Eigenart und jeder hat etwas Liebenswertes an sich. Auch für Alma Waiblinger haben wir viel Verständnis und wünschen uns, dass sie ihre verbliebene Lebenszeit doch noch zufrieden verbringen kann, wenigstens für ein paar Stunden am Tag vergessen kann, was ihr „gestohlen" wurde.

Dass unser Wunsch in Erfüllung gehen kann, hat mir ein Erlebnis gezeigt, eines Tages beim Zubettgehen. Mühsam hatte ich die Frau in ihr Zimmer geschleift. Sie erkannte nicht, was ich mit ihr vor hatte. „Ins Bett können Sie jetzt gehen." Kritisch sah sie mich an. „Wo soll ich hin, ins Gerät? Ja, was denn für ein Gerät? Ich kenn mich da net aus." Ich zeigte ihr das Bett im Zimmer. „Da soll ich hin?" Ich nickte. Gleich ließ sie sich auf der Bettkante nieder. „Da darf ich jetzt endlich schlafen?" Das Nachthemd in meinen Händen wollte sie sogleich anziehen, einfach über den Pullover. Ich wollte es zurückziehen, denn so ging es ja nicht. Daraus wurde nichts.

Heftiges Tauziehen begann. Hin und her und hin und her. „Das ist meins!" Sie hatte ja Recht. „Natürlich ist es Ihres." Sie zog wieder. „Na, dann geben Sie es mir her." Ich schwitzte. „Sie müssen sich erst ausziehen." „Ich geh aber net nackert ins Bett!" Verzweifelt seufzte ich. Ich gab auf und setzte mich neben sie auf die Bettkante, legte meinen Arm um sie und versuchte ihr zu erklären: „Frau Waiblinger, Sie haben noch Schuhe und Hose an. Das müssen sie erst ausziehen." Sie schaute mich von der Seite an. „Ja, sag das doch gleich. Das hab ich ja net gewisst." Willig zog sie sich um und kippte ins Bett. „Mein Gott, ich bin aber auch bleed." Sie griff sich an den Kopf.

Sie tat mir wirklich Leid. Ich beugte mich über sie, um eine gute Nacht zu wünschen. Alma schaute mich zufrieden an und schob ihre knochige Hand an meine Wange. „Du bist ein gutes Kind. Ich danke Gott, dass er Dich geschickt hat."

Als ich eine halbe Stunde später ins Zimmer schaute, schlief sie tief und fest. Puh, geschafft für heute, dachte ich. Am nächsten Morgen würde der Tanz wieder weiter gehen, würde wieder in jedem Zimmer etwas fehlen und unsere Ohren hätten Fransen von Almas Nonstopgejammer.

Die Frage nach den Kisten

Einige Wochen waren vergangen. Alma Waiblinger war einige Male irgendwo gestolpert, hängen geblieben oder hatte sich mit anderen Bewohnern ein Handgemenge geleistet. Ganz problematisch war allerdings, dass sie oft irgendwo herum schraubte oder drehte und damit kritische Momente herauf beschwor.

Besonders kribbelig machte uns die Tatsache, dass es keine Garantie mehr für die Brandschutztüren gab. Durch unermüdliches Drehen schaffte es Alma, die Trickschlösser zu öffnen. Und schwups waren andere Bewohner, die flink auf den Füßen waren, durchgehuscht. Eines Tages brachte man uns eine Bewohnerin aus dem Ort zurück. Sie hatte jemanden nach dem Bahnhof gefragt. Da es aber keinen Bahnhof im Ort gibt, wurde der Befragte misstrauisch. Wir mussten also handeln.

Nach vielen Beratungen mit Betreuer, Heimleitung und Ärzten war noch immer keine Lösung in Sicht. In der Zwischenzeit turnte Alma über das Bettende, kippte mit dem Stuhl fast um oder verletzte andere Bewohner, weil sie meinte, von denen bestohlen worden zu sein. Es blieb uns keine Wahl, solange sie so unruhig war, musste eine Sicherungsmaßnahme her.

Mit richterlicher Zustimmung wurde eine Sitzhose angeschafft und ein geeigneter Rollstuhl dazu. Wir sollten es ausprobieren. Solange sie ruhig wäre, könnten wir sie für ein bis zwei Stunden laufen lassen. Ansonsten wäre das Sichern im Rollstuhl mit diesen Sitzgurten erforderlich.

Also saß Alma ab sofort im Rollstuhl. Wir suchten ihr einen schönen Platz aus, am Fenster, neben Frau Siebend. Beide

Frauen aßen mit Vorliebe mit den Händen und jede von ihnen sprach ihre eigene Sprache, eben dementisches Kauderwelsch.

Alma saß nicht lange an dem Tisch. „Schwester, ich muss zur Bahn. Machen sie doch mal die langen Streifen da ab. Das kann ich doch nett olloi." Ich hörte die Aufforderung durch den Türspalt im Dienstzimmer. Meine Kollegen waren mit anderen Dingen beschäftigt und außer Sichtweite. Schon hatte Alma Waiblinger ihre Beine über die Armlehne des Rollstuhls gelegt. Ich hatte zu schreiben und wartete ab.

Wenig später lagen die Beine der Frau auf dem Tisch. Sie hatte sich nach hinten gelehnt und kippte dadurch langsam in Richtung Erdboden. Schnell sprang ich auf. Gerade im rechten Moment konnte ich den Stuhl samt Frau vor dem Kippen retten. Ich stelle Frau Waiblinger vom Tisch weg, so dass sie sich nicht abstützen konnte.

Etwa zwei Minuten später war Frau Waiblinger verschwunden. Ich staunte nicht schlecht. Sie hatte entdeckt, wie die Bremsen des Rollstuhls zu lösen waren und rollte nun auf dem Gang auf und ab. Es ließ mir keine Ruhe. Ich lief um nachzusehen. Und das war keine Sekunde zu früh. Alma hatte sich an der alten Frisierkommode zu schaffen gemacht. Sie zog gerade an dem Seitenflügel des großen schweren Spiegels, als es bedrohlich knackte.

„Hilfe. So helft mir doch! Das Ding will mich erschlagen. Das hab ich doch nett gewusst, dass des so derart aufdringlich ist!" Ich sprang hinzu und fing den Spiegel ab. Doch Alma ließ nicht locker. „Lassen sie mal bitte los, Frau Waiblinger, sonst stürzt der Spiegel um." Wacker hielt die Frau weiter fest. „Ja, das weiß ich doch, dass der fällt, drum halte ich ihn doch fest." Ich kam ins Schwitzen. Mein Blutdruck stieg, der Puls raste und keiner weit und breit zu sehen.

Mit der rechten Hand drückte ich gegen den Spiegel, in der Hoffnung, er würde nicht zerplatzen und mit der linken Hand angelte ich nach Almas Fingern. „Aua, aua, so lassen's mich doch los. Ich hab ja nix getan!" Oh Mann. Ich fluchte. Der Rollstuhl, in dem Alma saß, versperrte den Weg. Ich kam nicht recht ran, deshalb löste ich mit dem Knie die rechte Radbremse, was zur Folge hatte, dass mir Alma mit dem Krankenkassensitzmöbel über die Zehen fuhr. Ich dachte meinen innerlichen Schrei nur. Aua! Schluss mit Zärtlichkeiten. Beherzt griff ich nach der knochigen Hand am Spiegel und löste die Verkrampfung auf. Jetzt war der Spiegel außer Gefahr und die schreiende Krawallnudel im Rollstuhl auch, aber dafür krallte sie sich nun an meinem Diensthemd fest.

Ich zerrte und trat einen Schritt zurück. „Lassen Sie mich jetzt mal los. Sonst kann ich Ihnen nicht helfen." Irgendwie fruchtete das. „Ja, Schwester, bringen Sie mich bitte zur Bahn." Bevor ich den Rollstuhl zurück in den Tagessaal chauffierte, schob ich die kleine Kommode des Frisiertisches richtig vor den Spiegel. Hier musste erst mal der Hausmeister ran.

Im Tagessaal suchte ich ein ruhiges Plätzchen für Alma Waiblinger. „So, jetzt ruhen sie sich mal etwas aus." Stirnrunzelnd schaute sie mich an. „Lieber wär mir, ich käm nach Reichenbach, zu meiner Schwester. Kein Mensch kommt zu mir. Keine Kiste, kein Nachbar und nix." Ich wusste nicht was sie mit der Kiste meinte. Doch die Einsamkeit, die konnte ich wohl verstehen.

Alma hatte wirklich keine Angehörigen mehr. Ihre Schwester war längst tot und auch ihr Mann, von dem sie selten sprach. Manchmal redete sie von dessen Kindern, die sie „angeheiratet" hatte. Selbst hatte sie keine Kinder bekommen. „Schwester, haben Sie auch Kisten? Ich habe welche von meinem Mann. Aber die sind längst erwachsen."

Aha. Ich konnte nun antworten. „Ja, ich habe auch zwei Kinder. Die sind auch schon groß." Zufrieden nickte Alma. Sie fühlte sich verstanden. Erst mal war sie ruhig. Somit hatte ich Zeit meiner Arbeit am Schreibtisch nachzugehen und dem Hausmeister einen Auftrag für den Spiegel zu schreiben.

Hochzeitsfreuden

Als Helene Jentzsch noch ein kleines Mädchen war, erlebte die Zigarrenindustrie ihren Untergang und ein junges Genussmittel strebte auf den Markt, die Zigarette. In der kleinen sächsischen Stadt, in der Helene aufwuchs, betrieb der Vater einen Zigarrenladen. Er war froh, dass der Handel wieder florierte. Im nahen Dresden schoss die Zigarettenproduktion in die Höhe. So ein weißes Stäbchen zu rauchen, galt nun als das, was Jahrzehnte später als „cool" bezeichnet wurde.

Lenchen stand oft beim Vater im Laden. Gerade so konnte sie über die Ladentheke schauen. Sie war ein aufgewecktes Mädchen oder, wie die Sachsen zu sagen pflegten, „de Kleene is ganz scheen fischelant". Schnell hatte sie die Grundregeln der geschäftlichen Höflichkeit erkannt. Immer schön freundlich sein, sonst kommt die Kundschaft nicht wieder. Im späteren Leben würde ihr das einmal von Nutzen sein.

Ihren Lebensabend sollte Helene im Seniorenheim verbringen müssen. Das hohe Alter forderte seinen Tribut. Sie war körperlich erstaunlich fit, aber der Geist spielte ihr ein Schnippchen. Ganz langsam hatte sich die Demenz in den Alltag eingeschlichen, sie verklärte Erinnerungen und zerstückelte die fließende Sprache.

Helene Jentzsch hatte irgendwann einen dieser super guten Tage, an denen sie, lange vor unserem Erscheinen, hellwach im Bett zu liegen pflegte und vor sich hin zu grinsen. An diesem Tag wurde ich von dem Strahlen der Frau überrascht. „Na, guten Morgen, meine liebe Frau Jentzsch. Haben Sie gut geschlafen?" Wild gestikulierend grüßte sie mich zurück und sprach. „Wissen Sie was, die liebe Frau Jentzsch will heute mal im Bett bleiben." Ich war platt. Diese Frau, die sonst morgens motiviert werden musste, um gut in den Tag zu starten, und die so oft schon im Gang umher geisterte, sich über Gott und die Welt ärgerte, ja, diese Frau schien wie verwandelt.

„Nanu?" Ich stand fragend vor ihrem Bett. „Frau Jentzsch, ich habe den Eindruck, dass Sie eine wirklich angenehme Nacht hatten." Grinsend antwortete sie: „Und was für eine tolle Nacht ich hatte, meine Gute. Soll ich Ihnen mal was sagen?" Mit beiden Händen strich sie die Bettdecke über ihrem Bauch glatt und blickte mich an wie ein verliebtes Schulmädchen. „Ich werde nämlich heiraten!"

Jeder kann sich vorstellen, wie überrascht ich in diesem Moment war. Klar war mir schon, dass die neunzigjährige Helene wiedermal einen ihrer aufregenden Träume gehabt haben musste. Aber in dieser positiven Form, das war schon komisch. Gewöhnt waren wir eher, dass Frau Jentzsch erwachte und sich verfolgt und gejagt fühlte, weil sie so lebhaft von ihrem Traum beeindruckt war.

„Ich werde einen sehr schönen jungen Mann heiraten." Überheblich schaukelte sie ihren Kopf hin und her. „Es gibt da nur ein kleines Problem." Nun wurde ihr Blick ernster. „Der junge Mann ist verliebt in die Nachbarin. Aber das dürfte bald behoben sein." Relativierend gestikulierte sie. „Da muss mein Vater mal ein kleines Machtwort sprechen und dann dürfte die Sache erledigt sein." Oh ha. Diese Frau war ganz schön selbstbewusst. Und vor allem war sie weit weg, in einer anderen Zeit.

Ich baute mich auf, stemmte die Arme in die Seiten und setzte mein schönstes Lächeln auf. „Frau Jentzsch ich freue mich wirklich sehr für Sie. Aber bis es soweit ist, sollten sie sich erst mal waschen, ankleiden und zum Frühstück gehen." Ablehnung wehte mir entgegen. „Nö! Ich kann doch jetzt hier unmöglich weg. Und vor allem… wie ich aussehe!" Langsam beugte ich mich übers Bett und sprach leise: „Frau Jentzsch, ich werde Ihnen helfen, damit sie den allerbesten Eindruck hinterlassen." Langsam zog ich die Bettdecke zurück. Klar, ich hatte es mir schon gedacht. Die Inko-Einlage war „w" wie weg. Irgendwo musste sie liegen. Ich roch es. „Frau Jentzsch, zuerst helfe ich ihnen beim Aufstehen. Passen sie mal auf, ich richte Sie erst an der Bettkante auf." Vorsichtig drehte ich das Leichtgewicht aus dem Bett. „Huch, meine Liebe, ja sagen Sie mal, wo haben sie das denn gelernt! Sie sind ja eine ganz... ganz... ähm... was soll ich denn jetzt eigentlich?"

Mit einem Griff drehte ich den Rollator vors Bett. Auch die wunderschön praktischen Hausschuhe zog ich der Dame an. „Sie können jetzt aufstehen und mir unauffällig ins Badezimmer folgen." Helene legte ihren Kopf schief auf die Schulter und lächelte mich bezaubernd an. „Ich tue alles, was Sie wollen. Das wissen Sie doch, meine Beste." Nein, das wusste ich bisher nicht. Frau Jentzsch hatte nämlich ihren Kopf für sich. Wenn sie sagte, sie wolle nicht ins Bad, dann war auch nichts zu machen, dann blieb sie sitzen, wo sie saß. Doch heute war alles anders. Wer weiß warum.

Im wehenden Nachthemd folgte sie mir. Ich hatte den Stapel Kleider aus dem Schrank im Arm. Gleich im Badezimmer angekommen fiel der Frau ein, dass sie dringend auf Toilette müsste. „Frau Jentzsch, das kommt meinem Plan sehr entgegen. Sie können sich gleich hier auf das Klo setzen." Mit zwei gespreizten kleinen Fingern und angewinkelten Armen schaute sie sich fragend um. Das Bad war nur zweimal zwei Meter groß. So leicht war das Klobecken eigentlich nicht zu verfehlen. Ich klappte den Deckel hoch. „Setzen sie sich hier drauf." Erleichtert sprang sie herbei. „Ach, da ist es ja. Ich habe es gar nicht gesehen. Es war so zugedeckt." Na klar, der Deckel war unten.

Handtücher, Waschlappen, warmes Wasser, eben alles, was man so zur Morgentoilette braucht, stellte ich bereit. Frau Jentzsch quittierte es mit großem Erstaunen. „Was Sie alles schon organisiert haben, das ist ja fabelhaft! Ich bin wirklich überrascht." Ich lächelte sie an und in mich hinein. Ach du meine Güte, war die Frau heute durch den Wind. Aber schön musste das für sie sein. Wer konnte denn immer so ein Glücksgefühl für sich beanspruchen? Ich fand, das war die eine gute Seite der Erkrankung. Warum sollte ich denn das zerstören?

Nach der ganzen Waschprozedur präsentierte ich der Glücklichen ihre frisch bereitgelegte Kleidung. „So wunderhübsch haben sie alles gemacht. Sie sind wirklich eine der... ähm, wie soll ich.... da gibt es doch diese jungen Damen, die... manchmal wenn einer Person..." Ja, da war es wieder. Frau Jentzsch hatte ihren vorübergehenden Redefluss wieder eingebüßt. Ein kleiner kommunikativer Lichtblick war erloschen. So Worte suchend kannte ich sie seit Langem.

Meinem Verhalten konnte Frau Jentzsch nichts anmerken. Sie selbst aber war plötzlich verunsichert. Es war zu spüren, dass sie in sich hinein horchte. Sie schien sich zu fragen. „Was ist mit mir los?" Die in Aussicht stehende Hochzeit schien wie weggeblasen. Schnell sprang ich gedanklich ein, bevor sich die alltägliche Katastrophe ihren Weg bahnen konnte.

Frau Jentzsch irrte manchmal im Wohnbereich umher und suchte den Anstand. So will ich es mal bezeichnen. Sie vermisste etwas und erkannte sofort Verschwörungstheorien hinter dem Geschehen. Und schuld daran konnte nur der verloren gegangene Anstand der Menschen um sie herum sein.

Manchmal war der Gehstock weg. Dann hing er meist an ihrer Lampe und sie war der Meinung, er wäre am Stuhl gewesen. Ein anderes Mal war sie der Überzeugung, eine andere Bewohnerin sei gerade eben mit ihrem Rollator gefahren. „Ihr Rollator steht neben ihnen, Frau Jentzsch!" Ungläubig erwiderte sie sofort: „Dann hat den jemand schnell hierher gestellt, damit ich keinen Verdacht schöpfe. Ich weiß doch, was hier gespielt wird." Auch die Brille war oft den Dieben zum Opfer gefallen und das Essen verdorben und das Wasser vergiftet und, und, und. So kannten wir sie. Aber sie beruhigte sich meist schnell wieder. Die Ereignisse gerieten ja auch wieder in Vergessenheit bei ihr. Zum Glück.

Das Anziehen der frischen Unterwäsche brachte die verlorene Braut wieder auf andere Gedanken. Helene genoss es sehr, dass sie jemand bemutterte. Sie meinte dann, gerade wie von einer Zofe betreut worden zu sein. Wie in alten Zeiten. Meinetwegen, dachte ich, wenn sie das glücklich macht.

Jedenfalls wollte ich Frau Jentzsch zum Schluss noch die Unterhose und den Rock hochziehen und bat sie aufzustehen und sich am Haltegriff neben dem Waschbecken gut festzuhalten. Das tat sie auch eilig. Mit beiden Händen griff sie fest zu und kehrte mir den Rücken zu. Blöd war nur, dass sie nun mit beiden Füßen auf dem Rock stand. Ich zupfte, bekam ihn aber nicht hoch. „Frau Jentzsch, können Sie bitte den linken Fuß anheben? Sie stehen auf dem Rock." Nach einer kurzen Gedankenpause hob sie den Fuß, so dass ich die Sohle sehen konnte. Der Rock hing nun nur noch auf der rechten Seite. „Heben Sie jetzt bitte mal den rechten Fuß an, Frau Jentzsch." Pause. Nichts geschah, zunächst jedenfalls. Die Frau fing an zu schwanken. „Ähm, kann ich dazu den linken Fuß wieder runter nehmen?" Ich schnaufte verzweifelt durch. Ein Lachanfall drängte sich auf. Wie sollte ich jetzt antworten ohne verletzend in Gelächter auszubrechen? Ich atmete durch. Ganz ruhig, dachte ich mir und antwortete langsam. „Ja, selbstverständlich. Sonst fallen sie mir ja um." Plötzlich lachten wir beide.

Als der Rock oben war und die Haare gekämmt, entließ ich die Frau zum Frühstück. Sie hatte sich im Spiegel von ihrem Gesamteindruck überzeugt, war zufrieden und eilte nun davon. Ich habe nie erfahren, wer der Auserwählte der vorangegangenen Nacht war. Schade, denn auch eine Altenpflegerin war manchmal neugierig.

Ausfuhrtag

Der Tag begann damit, dass ich zuerst die Bewohnerin aus dem Bett holte, die in meiner Gruppe zu duschen war. Alma Waiblinger. Kein einfacher Fall. Die anderen fünf würde ich schnell fertig haben, wenn nichts dazwischen kam. Frau Waiblingers Demenz verhinderte, dass sie uns verstand und wir verstanden sie nicht. Das blockierte so ziemlich jede Handlung. Sie erkannte einfach nicht, was um sie vorging. Ein einfaches „Hinsetzen" deutete sie falsch und sie erkannte partout den Stuhl nicht.

„Guten Morgen, Frau Waiblinger." Sie lag wie üblich mit dem Gesicht zur Wand, eingerollt wie ein Igel. Ich erwartete nicht, dass sie zum mir aufblicken würde. Das tat sie selten. Aber sie antwortete immer, irgendwas. „Ob ich Sorgen hab... mit meine Finger? Lieber Gott, öffne dich meiner und die Deutsche Bundesbahn. Ich muss zur Bahnlinie. Drei mal drei. Drei mal drei ist dreiunddreißig."

Es war genau wie erwartet, es fing gut an mit dem Sprechdurchfall der Frau Waiblinger. Unaufhörlich würde das so weiter gehen. Frau Waiblinger flehte den lieben langen Tag den Herrgott an, dass sie nur pünktlich zur Bahnlinie kommen würde, ein Butterbrot erhalten oder Kekse, ihre Unterwäsche zurück bekommen oder Aufmerksamkeit von irgendeinem menschlichen Wesen.

Als ich die Frau auf dem fahrbaren Duschstuhl sitzen hatte, schaute sie mich unvermittelt an. „Wir zwei würden schon miteinander zurecht kommen." Sie wünschte sich wohl sehr jemanden, der immerzu um sie herum wäre. Sie war das so gewöhnt, hatte vier Stiefkinder aufgezogen. Doch nun war sie allein. Eltern und Geschwister tot und auch der Mann, der „Waiblinger", wie sie ihn nannte. „Ist der auch schon gestorben?" Sie hätte ihm noch einiges zu sagen, wenn sie ihn erwischen tät, sagt sie manchmal.

Almas Zimmer verlangte danach, möglichst schnell verlassen zu werden. In der letzten Stunde war das Bett überschwemmt worden. Beißender Geruch stieg in meine Nase. Ich zog schnell das Bett ab und Alma eine Jacke über. Zuletzt schnappte ich die Sachen zum Duschen. Ich schob meine Fuhre den langen Gang entlang, bis zum großen Pflegebad. Still hoffte ich, dass die anderen Herrschaften noch schlummerten. Denn wenn die aus dem Bett krabbelten, würden sie in Null Komma Nichts barfuss im Nachthemd auf dem Flur rumirren. Ich hätte dann nicht sofort eingreifen können, zumindest solange Alma auf dem Duschstuhl saß. Sie war unberechenbar. Ich konnte nicht riskieren, dass sie womöglich im Bad ausrutschte oder umkippte.

Meine zwei Kolleginnen waren auch sehr beschäftigt. Sie steckten irgendwo in einem Bewohnerbad und praktizierten ebenfalls ganzheitliche Pflege. Eigentlich lief alles gut an. Wenn es so weiter ginge, wären wir neun Uhr fertig. Ich seifte Alma ein. Ihre Haare waren fällig, hingen in Strähnen am Kopf. Mittendrin flehte sie laut: „Guter Gott, was macht ihr denn mit mir? So kann ich doch nicht zur Bahnlinie!" Seit ein paar Tagen wollte die Frau ständig zu Bahnlinie „drei mal drei" um ihre schwerbehinderte Schwester zu besuchen im Pflegeheim, wie sie selbst sagte.

Wieder erklärte ich Alma Waiblinger, dass es in dem Ort keinen Bahnhof geben würde. „Ja, wo bin ich denn dann?" Ich antwortete wahrheitsgemäß: „Sie sind im Pflegeheim in Kohlbach." Nach kurzer Stille dann die Antwort. „Sie... aus dem Pflegeheim bin ich schon längst entlassen. Das können Sie mir nicht weiß machen." Ein Seufzen entfuhr mir. Nach zehn Minuten war die Prozedur fast fertig. Ich fönte noch schnell die Haare. Vier Wunden mussten noch versorgt werden, bevor ich Frau Waiblinger komplett anziehen und in ihren Rollstuhl setzen konnte.

Wieder draußen auf dem Flur mit dem Duschstuhl und Alma in der Hand, erblickte ich Frau Holm, eine unserer jüngsten Demenzpatientinnen. Sie lief mit düsterem Blick und den Kopf zwischen den Schultern versenkt den Gang entlang. Ohne von mir Notiz zu nehmen, tappte sie geradeaus weiter. Nur im Schlafanzugoberteil, ohne Unterhose und barfuss in Hausschuhen.

Von hinten betrachtet sah die Frau besonders auffällig aus. Ich erinnerte mich an die alten Filme, in denen die Frauen sich mit einem Stift eine falsche Naht für Perlonstrümpfe auf die Beine malten. Nur bei Frau Holm waren an jedem Bein zwei Nähte gezeichnet. Es dürfte jedem sofort bewusst sein, was hier passiert war. Das war es mir auch. Aber mir war nicht klar, welches Ausmaß auf mich lauern würde.

Frau Holm teilte sich mit Frau Waiblinger ein Badezimmer. Das war günstig, denn so konnte ich beide Frauen mit mir mitzerren, Frau Holm an der rechten Hand und die andere links auf dem rollenden Stuhl. Frau Waiblinger stellte ich im Vorraum ab. Die sauberen Kleidungsstücke legte ich auf ihrem Schoß ab. Frau Holm schob ich ins Bad und ließ die Tür auf, damit ich den Überblick behalten konnte. In möglichst wenigen Handgriffen organisierte ich jetzt eine Ganzkörperwaschung inklusive Ankleiden für Frau Holm. Fix noch die Klamotten drüber und wieder raus auf den Gang mit der Frau. Frau Holm würde nun unaufhörlich auf der Etage umherlaufen, den ganzen Tag, oder essen, alles was ihr in die Hände fiel. Doch dies zu unterbinden war jetzt nicht mein primäres Ziel.

Während ich mir vom Ausmaß des Stuhlgangproblems in Frau Holms Zimmer einen Überblick verschaffte, hatte Alma ihre sauberen Socken und Hosen in den schön gefüllten Toilettenstuhl gestopft. Ich drohte kurz die Nerven zu verlieren, fing mich aber wieder, denn es warteten noch vier Leute in ihren Betten auf mich und es war bereits eine dreiviertel Stunde um.

Einstweilen machte ich deshalb die Tür des Zimmers mit den Flecken auf dem Boden zu. Später, dachte ich.

Um Almas Wunden gut versorgen zu können, musste ich sie in den Lifter hängen. In ihrem Zimmer war genug Platz und der Lifter stand dort einsatzbereit nah am Bett. Ich schob den Duschstuhl genau davor und kickte die feuchte Bettwäsche, die auf den Boden gefallen war, zur Seite. Plötzlich wurde mir unbehaglich. Da war etwas Komisches passiert. Irgendetwas Undefinierbares rollte unter den Stuhl. In einem Bruchteil einer Sekunde erfasste ich, um was es sich handelte. Es hatte die Form einer Handgranate und als mein Verstand wieder einsetzte, stank es auch. Frau Holm...

Einmal ins Rollen gekommen, hatte sich die „Handgranate" in der herabhängenden Bettwäsche verfangen. Das Ding musste weg. Meine Reizschwelle war fast erreicht. Ich musste handeln, um weiter arbeiten zu können. Also schob ich den Mülleimer nah heran und zog mir Latex-Handschuhe über. Mit zwei Händen packte ich das Betttuch mit der darin befindlichen Granate, um diese abzuschütteln. Doch wie in einem Alptraum, indem man vergeblich versucht die Notrufnummer zu wählen, verfing sich das Teil und schnippte durch mein Schütteln über den Rand des Eimers hinweg. Ein Fluch entwischte mir.

So kam der Moment, den ich schon so oft in meinem Altenpflegeleben durchstehen musste, ich griff beherzt danach und versenkte es im Mülleimerbeutel. In Situationen wie diesen verfluchte ich den Stand der Altenpfleger in unserer Gesellschaft. Keiner wollte das machen und jeder Hartz-IV-Empfänger lachte uns aus für unser Einkommen. Ich wünschte den verantwortlichen Gesetzemachern, dass sie eines Tages möglichst lang in die Finger meiner Kollegen kommen würden.

Ich glaube, dass das niemandem klar ist, wie unfreundlich das Arbeitszeitgesetz für das Krankenpflegegewerbe ist. Die wichtigsten Regelungen für alle anderen Arbeitnehmer werden durch sogenannte „Notfall-Situations-Klauseln" außer Kraft gesetzt. Dabei liegt es im Ermessen des Arbeitgebers, was als Notfall zu bezeichnen ist.

Die Öffentlichkeit hat keine Ahnung, wie viele Pfleger hunderte von Überstunden haben und oft mehr als drei Wochen ununterbrochen arbeiten müssen. Kranken- und Altenpfleger haben einen Anspruch von 15 freien Sonntagen im Jahr! Ja, ich schreibe bewusst Sonntage und nicht Wochenenden, denn so steht es im Gesetz. Kein Wunder, dass so viele gute Pfleger nach durchschnittlich fünf Arbeitsjahren die Flinte ins Korn werfen.

Doch zurück zu Alma Waiblinger, die nun im Stehlifter hing und von mir frisch beklebt wurde. Ihre Wunde am Steiß kam vom vielen Sitzen ohne entsprechendes Material. Doch dafür konnten wir nichts. Der Lieferant musste sich erst mit der Krankenkasse auseinandersetzen, Kostenvoranschläge bringen und so weiter, bis das Gelsitzkissen endlich geliefert werden konnte. Nun ist die Frau die Leidtragende. Es wird einige Zeit vergehen, bis die Wunde wieder verschwunden ist. Genauso verhielt es sich mit der Matratze aus Mehrfachluftkammern, die dringend gebraucht wurde. Obwohl wir nachts die Waiblingerin zweistündlich auf eine andere Seite drehten, kamen Druckgeschwüre an Fersen und Ellbogen hinzu.

Nachdem Alma fix und fertig verklebt und angezogen in ihrem Pflegerollstuhl saß, war genau eine Stunde um. Noch würde ich es gut schaffen, die vier verbliebenen Bewohner auf meiner Liste bis neun Uhr aus dem Bett zu bugsieren. Um nach hinten Zeit herauszuschinden, ließ ich das Zimmer erst mal wie es war und lenkte Alma in Richtung Speiseraum.

Vorn angelangt übergab ich die frisch Geduschte meinem Kollegen vom Betreuungsteam. Dann eilte ich ins Dienstzimmer, um die Spritze für Frau Heim in Zimmer 4 zu holen. Damit bewaffnet trat ich an deren Bett. In aller Eile nahm ich nicht wahr, welche Veränderung mit der Umgebung dieser Frau vor sich gegangen war. Der Nachtdienst hatte mir übergeben, dass Frau Heim nachts erbrochen hatte. Wie es aussah, hatte sich das beruhigt, denn Helene Heim schlief ruhig.

Ich hob in der Nähe des Bauches die Bettdecke an. Sogleich fiel mein Blick auf einen Schatten, dessen Geruch sich sogleich in die Höhe quälte. Nein! Nicht noch eine! Jetzt sah ich es, überall wohin ich blickte, grünlich dunkle Schatten. Helene Heim stand nicht auf meiner Pflegeliste. Aber ich wusste, dass meine Kollegin noch einen wirklich schweren Fall zu betreuen hatte. Flink suchte ich eine reinliche Stelle, um die Spritze zu injizieren und informierte gleich darauf meine Kollegin. Noch lächelte sie, aber ich bot ihr dennoch meine Hilfe an. Sie würde Frau Heim nicht auf einen Duschstuhl bekommen, ohne selbst Schaden zu nehmen. „Ich guck es mir erst mal an. Eigentlich schaffe ich das allein." Ich ließ sie ziehen, um kurz darauf einen Verzweiflungsschrei aus dem Zimmer zu hören.

Ich brachte es nicht fertig, meine Kollegin mit dem Problem allein zu lassen. Schnell warf ich ihr eine Plastikschürze und einen Mundschutz zu. Ich zog ebenfalls Schutzkleidung an. Nun packten wir beide zu, um Frau Heim aus dem Bett zu bekommen. Der Geruch förderte in uns das Verlangen die Terrassentür aufzureißen, aber Helene saß im Nachthemd da. Raus aus dem Zimmer, Terrassentür auf und ab ins Bad, das war alles eins.

Als ich nach 45 Minuten wieder in das noch immer duftende Zimmer schaute, war meine Kollegin gerade dabei, das Bett frisch zu beziehen. Sie war ebenfalls am Ende ihrer Nerven. Noch zwei Leute hatte sie zu pflegen und die Zeit war weit voran geschritten. Bei mir lag noch Frau Verl im Bett. Ich hatte mir diesen „leichteren Fall" zum Schluss aufgehoben. Frau Verl verstand noch viele Aufforderungen und machte gut mit. Die schaffte ich quasi im Schlaf. Außerdem blieb Elvira Verl sowieso lieber lange im Bett.

Weil ich die Betten nicht gemacht hatte, hatte ich mir 10 Minuten Zeitpolster verschafft. Deshalb brachte ich Elvira schnell zum Frühstück und betrat das Zimmer der letzten Bewohnerin meiner Kollegin. Es war Helene Jentzsch. Auch über sie hatte mir am Morgen der Nachtdienst einiges zu berichten gewusst. Sie hatte mehrfach sehr flüssigen Durchfall gehabt. Zur Sicherheit vermummte ich mich komplett und das war auch gut so.

In den Falten der Weichlagerungsmatratze hatten offenbar dunkle Pfützen gestanden, die nun angetrocknet waren. Die unappetitliche Flüssigkeit hatte sich ihren Weg gesucht, auch an der Patientin selbst. Egal, wie ich sie drehte, ich wusste nicht wo ich anfangen sollte. Ein Stapel von ungefähr zehn Waschlappen musste herhalten, um eine Grundsäuberung vornehmen zu können. Frau Jentzsch selbst fand das irgendwie lustig und gab Kommentare von sich. „Ja, sagen Sie mal, das ist ja großartig, was Sie da machen. Das hätte ich Ihnen ja gar nicht zu getraut, dass Sie so etwas so toll beherrschen."

Ich glaube, das war der letzte gerade Satz, den Helene Jentzsch an diesem Tag von sich gab. Nach einer Stunde Sitzen im Sessel war sie in sich zusammengesackt und brachte nur noch zusammenhangloses Genuschel heraus. Der Durchfall hatte dafür gesorgt, dass die alte Dame völlig ausgetrocknet war. Und da sie den Frühstückstee auch nur zur Hälfte getrunken hatte, stand irgendwann das Gehirn auf dem Trockenen.

Zum Glück gibt es Infusionen. Frau Jentzsch hatte davon genug auf Bedarf vom Arzt verschrieben bekommen. Ich hängte ihr eine davon an, um eine dreiviertel Stunde später wieder ihr hochtrabend irres Gesäusel anhören zu können: „Ich fühle mich vollkommen wohl bei Ihnen. Mir ging es, so glaube ich, noch nie besser." Okay, wie schön.

An diesem Morgen fühlten sich meine Kolleginnen und ich uns echt auf die Probe gestellt. Und wir waren stolz auf uns, dass wir die Situation gemeinsam gemeistert hatten. Auch als Frau Verl kurz nach dem Frühstück verzweifelt auf dem Gang stand und hinten an ihrer Hose zerrte, weil innen drin irgendetwas klebte, blieben wir ganz cool.

Nachwort

Eines Tages stellte ich fest, dass es schade ist, wenn bestimmte beeindruckende Erlebnisse aus meinem Arbeitsalltag wieder in Vergessenheit geraten und begann, alles Stück für Stück niederzuschreiben. Als eine ganze Reihe zusammen getragen war, ließ ich einige Freunde drüber lesen. Ausgewählte Sachen trug ich in gemütlicher Runde vor. Die Meinungen waren fast einhellig gut. Die meisten wollten mehr davon. Nur wenige, die sich vielleicht selbst erkannten, legten alles nach den ersten Zeilen weg.

Während ich an diesem Buch arbeitete, gesellte ich mich zwangsläufig auch auf die Seite der Angehörigen Demenzkranker. Eines Tages stand plötzlich die von mir längst befürchtete Diagnose Demenz für eines meiner Familienangehörigen im Raum. Ich entschloss mich, den Schritt an die Öffentlichkeit zu wagen, Angehörigen Mut zu machen, die Arbeit mit Demenzkranken zu zeigen und das Vorurteil gegen Pflege im Heim aufzuweichen.

Dafür wurden von mir Fachwörter weitestgehend verbannt, Zusammenhänge vereinfacht dargestellt und pflegerische Maßnahmen näher erläutert. Alle Namen der Patienten, deren Berufe, Hinweise auf familiäre Zusammenhänge und Orte sind übrigens frei erfunden.

Doreen Pappritz